"积极应对人口老龄化"全生命周期残疾防控科普系列丛书

丛书主编｜郑晓瑛　郭　超

残疾预防与控制
脊柱

李建军◎ 主编

CANJI YUFANG

YU KONGZHI

JIZHU

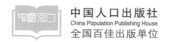

中国人口出版社
China Population Publishing House
全国百佳出版单位

图书在版编目（CIP）数据

残疾预防与控制.脊柱/李建军主编.——北京：
中国人口出版社,2024.1
（"积极应对人口老龄化"全生命周期残疾防控科普
系列丛书/郑晓瑛主编）
ISBN 978-7-5101-8891-6

Ⅰ.①残… Ⅱ.①李… Ⅲ.①残疾－预防（卫生）②脊
柱病－预防（卫生）Ⅳ.①R1②R681.501

中国版本图书馆CIP数据核字(2022)第232839号

"积极应对人口老龄化"全生命周期残疾防控科普系列丛书

残疾预防与控制·脊柱

"JIJI YINGDUI RENKOU LAOLINGHUA" QUAN SHENGMING ZHOUQI CANJI FANGKONG
KEPU XILIE CONGSHU
CANJI YUFANG YU KONGZHI · JIZHU

李建军　主编

责 任 编 辑	张宏君
美 术 编 辑	侯 铮
责 任 印 制	林 鑫　任伟英
出 版 发 行	中国人口出版社
印　　　刷	小森印刷（北京）有限公司
开　　　本	880毫米×1230毫米 1/32
印　　　张	3.75
字　　　数	71千字
版　　　次	2024年1月第1版
印　　　次	2024年1月第1次印刷
书　　　号	ISBN 978-7-5101-8891-6
定　　　价	38.00元

电 子 信 箱	rkcbs@126.com
总编室电话	(010) 83519392
发行部电话	(010) 83510481
传　　　真	(010) 83538190
地　　　址	北京市西城区广安门南街80号中加大厦
邮　　　编	100054

"积极应对人口老龄化"全生命周期残疾防控科普系列丛书

编委会

丛书主编 郑晓瑛 郭 超

丛书编委（以姓氏汉语拼音为序）

蔡 军	上海市精神卫生中心
楚长彪	首都医科大学宣武医院
段蕾蕾	中国疾病预防控制中心慢性非传染性疾病预防控制中心
耳玉亮	中国疾病预防控制中心慢性非传染性疾病预防控制中心
高 峰	中国康复研究中心北京博爱医院
龚树生	首都医科大学附属北京友谊医院
郭 超	北京大学
韩 娜	北京大学人民医院、国家创伤医学中心
金子兵	首都医科大学附属北京同仁医院、北京市眼科研究所
李建军	中国康复研究中心北京博爱医院
梁 巍	中国听力语言康复研究中心
孙迎春	中国康复研究中心北京博爱医院
王 华	湖南省儿童医院、国家卫生健康委出生缺陷研究与预防重点实验室
王 玥	首都医科大学附属北京安定医院
谢 静	首都医科大学附属北京友谊医院
邢亚静	中国听力语言康复研究中心
徐海林	北京大学人民医院
薛 静	中国听力语言康复研究中心
杨德刚	中国康复研究中心北京博爱医院
杨晓慧	首都医科大学附属北京同仁医院
杨艳玲	北京大学第一医院
张庆苏	中国康复研究中心北京博爱医院
张伟波	上海市精神卫生中心
张 新	中国康复研究中心北京博爱医院
郑晓瑛	北京协和医学院、北京大学

残疾预防与控制·脊柱

编委会

主　编　李建军

副主编　杨德刚　张　新　高　峰　孙迎春

编　委（以姓氏笔画排序）

吕　振　中国康复研究中心北京博爱医院

刘武博　山东大学齐鲁医学院

刘舒佳　中国康复研究中心北京博爱医院

许庭珉　北京大学人民医院

孙迎春　中国康复研究中心北京博爱医院

杜华勇　首都医科大学康复医学院

吴洪锦　黔东南州人民医院

张春佳　首都医科大学康复医学院

张　新　中国康复研究中心北京博爱医院

张　鑫　北京体育大学 运动医学与康复学院

陈　超　天津市天津医院

郑　涛　中国康复研究中心北京博爱医院

柯　涵　山东大学齐鲁医学院

祖力亚尔·塔力甫　首都医科大学康复医学院

程先宽　中国康复研究中心北京博爱医院

潘韵竹　首都医科大学康复医学院

前　言

随着我国人口老龄化、社会"快生活"模式以及网络与智能手机的普及，人们缺乏运动、静坐生活方式增多，使得脊柱疾病的患病率明显增高，且呈年轻化趋势，这也导致脊柱疾病成为我国民众主要的致残原因之一。因此，预防这类疾病致残已经成为减轻我国疾病负担的迫切需求，为此我们特编写了本书，期望助力实现《"健康中国2030"规划纲要》提出的战略目标。

脊柱是人体的中轴支架、身体重量的重要支撑，借助诸多肌肉、韧带及关节维持其平衡和稳定性，上支撑头颅，外连四肢，又参与胸腔、腹腔和盆腔的构成，而且还可以保护脊髓、内脏器官，因此也被称为"人体的第二生命线"。从运动力学来看，脊柱又是人体的运动中枢，包括屈伸、旋转、左右侧屈、纵轴伸缩四个维度8个活动功能，是日常生活、工作中的任何动作必不可少的"发动机"。

通常认为，脊柱相关疾病的病因是脊柱因损伤或退变，从而出现脊柱功能紊乱、韧带钙化、骨质增生等，刺激和压迫了脊髓、神经根、邻近血管或自主神经而引起的一系列临床症候。从我国传统医学角度来看，脊柱总督全身之阳气，是"阳脉之海"，脊柱损伤，阳气受影响，会引起许多病症。因此，无论中医或西医均一致认为，脊柱与我们的身体健康密切相关，从某种程度上来说，脊柱疾病是公认的百病之源。

脊柱作为人体的"中流砥柱"，与人整个一生的健康息息相关。在婴幼儿时期，影响脊柱健康的疾病多为遗传性疾病、代谢性疾病和发育性疾病；青少年时期，颈椎病、脊柱侧弯、腰痛等脊柱形态问题明显增多；中年时期，影响脊柱健康的疾病以外伤和劳损居多；人到晚年，影响脊柱健康的主要疾病是退行性改变，如颈椎病、腰椎病等几乎成为困扰所有老年人的常见病痛。这些脊柱相关疾病，轻则影响心情，重则影响功能，打乱人们生活、中止工作，甚至危及生命。

"'积极应对人口老龄化'全生命周期残疾防控科普系列丛书"是一套科普作品，向大众普及全生命周期内的各类残疾预防，全套丛书共12分册，本分册为《残疾预防与控制·脊柱》。本书主要介绍了颈椎病、腰椎病、非特异性腰痛、脊柱脊髓损伤、脊柱炎症性疾患、脊柱侧弯、脊柱骨质疏松、脊柱裂、脊柱肿瘤等内容，以问答、图片等形式介绍了脊柱的解剖结构等基础知识，常见疾病的病因、临床表现、治疗与康复，以及残疾三级预防的方法。另外，还从中医角度，简要介绍了我国传统医学对颈椎病、腰椎病防治的贡献。

本书编者根据多年的临床实践经验，并结合脊柱相关疾病研究的最新成果，以尽量通俗易懂、科学实用的表达形式，编写完成此书，希望本书能够成为普通大众脊柱保健的良师益友，也希望此书能为从事脊柱健康与疾病防治相关工作人员、开展残疾预防相关宣传教育人士提供参考，对我国残疾预防事业的发展做出贡献，让人人拥有健康的脊柱。

本书的编写得到了北京大学郑晓瑛教授的指导与鼎力支持，特表感谢。此书在编写时正值新冠疫情全球大流行之时，许多编者既要完成日常的临床医疗、教学、科研工作，还要承担采集核酸、疫苗接种保障等抗击疫情的重要任务，还有些编者参与了2022年北京冬奥会和冬残奥会的医疗保障工作，但大家仍抽出宝贵的休息时间完成了此书的编写，在此对各位编者的奉献表示由衷的感谢。

由于编写团队认识与水平局限，书中不可避免地存在疏漏和错误，我们衷心期待各位读者对本书的内容提出宝贵意见，我们将持续完善和不断提升本书的品质。

李建军

首都医科大学康复医学院院长
国家残疾预防专家咨询委员会副主任委员
国际脊髓学会中国脊髓损伤学会主任委员
中国残疾人康复协会脊柱脊髓专业委员会主任委员
中国康复医学会脊柱脊髓专业委员会副主任委员
神经损伤与康复北京市重点实验室主任
《中国康复理论与实践》杂志主编

目　录

第三章　预防非特异性腰痛致残

第四章　脊柱脊髓损伤致残的防控

第一章　预防颈椎病致残

1. 什么是颈椎病，为什么人容易得颈椎病

颈椎病的发病率非常高，在脊柱疾病中仅次于腰椎间盘突出症，是大家最熟悉的疾病之一。

所谓"颈椎病"，其实是一个"病因＋部位"的说法。颈椎病的核心原因是颈椎退化，直接原因是颈椎周围的神经、血管等结构受到干扰；由此带来的各种不适，甚至遍及全身。

大家所熟知的颈椎骨关节炎、颈椎间盘突出症、颈神经根综合征，等等，都包含在颈椎病的范畴里。它的病理基础是颈椎退变，导致颈椎骨质增生、椎间盘突出、韧带增厚，进而使颈部脊髓、神经根或椎动脉受压，引发了一系列功能障碍，如颈背疼痛、上肢无力、手指发麻、下肢乏力、行走困难、头晕、恶心、呕吐等。

那么，为什么人容易得颈椎病呢？从现代医学角度看，主要是两方面因素：一是人体随年龄增长出现的老化现象，也就是不同程度骨关节退行性改变导致的颈椎抵抗负荷的能力降低，变得更容易损伤；二是我们其实很难规避所有致病因素，因为在人的日常活动中，难免会碰到潜在的损伤风险。

从我国传统医学角度来看，也有类似的观点。中医认为，健康的人气血阴阳平衡，"正气存内，邪不可干"[1]。所谓的"正气"可以理解为对外来致病因素的抵抗力以及自身的调节能力和适应能力，"邪"指的是各种致病因素。我们看到身边

的老年人和幼儿，因为与青壮年相比，他们相对体质弱一些，自身调节能力与适应能力也会差一些，相对来说"正气虚"。在同样条件下，同样的致病因素对于他们来说可能就变得难以承受，受各种致病因素影响更大，容易受到"外邪侵袭"，比如饮食变化、受风受凉、不小心意外跌倒损伤等，所以更容易生病。也就是说：体质差的人，更容易受风、受寒，颈椎相对稳定性也更差，更容易出现颈部的损伤与功能失调，更容易诱发颈椎病。

2. 脖子疼、手麻就是颈椎病吗

答案是不一定。

脖子疼、手麻确实是颈椎病的常见症状，不过单纯的颈部肌肉劳损也会表现为颈部疼痛，腕管综合征、尺神经炎等疾病也会引起手麻。所谓"同病不同源"，这正是医学的复杂之处，同时也是有趣之处。所以大家不要一有手麻、颈部疼痛就给自己戴上"颈椎病"的帽子，忧心忡忡。科学的态度是，重视身体出现的"警报"，查找自身原因，戒除不良生活习惯，做好第一级预防，积极寻求医疗帮助。

话说回来，没有手麻、颈部疼痛，是不是就肯定没得颈椎病呢？

也不尽然。颈椎病的根源在于颈椎，但表现各不相同，因人而异。疼痛不是颈椎病的唯一症状，其他症状还可能包括头晕目眩、视觉障碍和认知障碍（如注意力集中困难）等[2]。

3. 颈椎病会导致哪些不良后果

我们可以从颈椎病的分型和具体的临床表现来回答这个问题。

颈椎病可分为：神经根型颈椎病、脊髓型颈椎病、椎动脉型颈椎病、交感神经型颈椎病、食管压迫型颈椎病及混合型颈椎病[3]。

颈椎病的临床症状较为复杂，与病变部位、组织受累程度及个体差异有一定关系。比如，神经根型颈椎病经常会出现上肢麻木疼痛；脊髓型颈椎病会出现手脚无力，手拿东西不稳，容易掉落，手笨不灵活，还有脚踩地会像踩棉花的感觉，发飘，下楼梯没力气，间歇性跛行，跌倒，严重的会出现瘫痪、大小便失禁等症状；椎动脉型颈椎病会出现伴随头部活动的头晕，有时甚至会晕倒；交感神经型颈椎病会出现头晕眼花、视物模糊、耳鸣、心动过速、血压升高等症状；食管压迫型颈椎病会导致吞咽困难；等等。

以上这些临床症状轻则导致生活质量下降，精神状态差，重则导致肢体功能丧失，甚至瘫痪，给患者及其家庭带来生理、精神、社会多重障碍。

4.如何治疗颈椎病

如前所述，颈椎病确实是一种可致残性疾病，根据病情轻重来选择治疗方法，一般分为保守治疗和手术治疗，具体如下。

（1）活动。

这里说的活动涵盖了颈部主动活动、自我按摩和头手配合下的颈部牵引等。针对"低头族"，包括全身的伸展性运动都是鼓励的，一张一弛，是普适原则。自我按摩则更有针对性，肩、颈、眼部的自我放松既简单易行，又精准安全。在此基础上，手给头部施压来完成的颈部牵引需要把握好力度和方向。"头手对抗"是我们推荐的颈部肌肉力量练习。需要强调的是，急性发作期宜局部休息，不宜增加运动刺激；有较明显或进行性的脊髓受压症状时禁忌运动[4]。

（2）药物。

药物治疗分为对症和对因两类。所谓对症，就是指单纯针对疼痛、麻木、眩晕等症状来进行干预，缓解不适。对症治疗可选择性应用止痛剂、镇静剂、血管扩张剂等药物。对因治疗是从这些症状产生的原因入手用药，如维生素、腺苷钴胺等营养神经类药物，硫酸氨基葡萄糖与硫酸软骨素等软骨保护剂。

（3）康复理疗。

康复理疗多需要借助医疗环境来完成，因为适应证的把握和器械使用方面都有较强的专业性。在专业康复医生和治疗师的指导和辅助下，进行颈部功能的康复训练和利用相关理疗仪器设备配合物理因子治疗。一般认为，颈椎病急性期可行离子透入、超声波、紫外线或间动电疗法；症状减轻后用超声波、碘离子透入、感应电或其他热疗。

（4）手术。

手术治疗的核心是"减压"。脊髓、神经根、椎动脉这些重要结构受到压迫是颈椎病产生症状的直接病因。传统而言，单一椎间盘突出、钙化引起的颈椎病选择前路手术切除，谓之直接减压；后纵韧带连续骨化或退变性椎管狭窄引起的脊髓受损性症状常通过后路椎板成形术来治疗，叫作间接减压。近年来，颈椎间孔镜、椎体前移术等新技术从微创、精准等不同角度丰富了颈椎病手术治疗的手段。

减压之后，如何维持剩余结构的稳定性和后续生命周期的正常功能，也是十分重要的，这要通过各类内固定、植骨融合、人工结构替换、肌肉重建等手术技术来解决。这些问题是要和减压结合在一起通盘考虑的，这样才能形成一个完整的手术方案。

(5) 中医治疗。

临床可采用推拿、针灸、拔罐、刮痧、中药热敷等中医疗法以通经活络，改善气血循环。随着现代康复理念不断推进，临床中医康复工作者们也越来越认识到以患者为中心的主动康复训练的重要性。中医理论指导下的各种治疗手段与主动功能训练结合程度越来越高。训练前、训练中、训练后都有介入。比方说训练下肢运动功能的同时在头部相应反射区针刺并留针，这也是主动运动功能训练结合中医康复治疗的示例之一。

5. 颈椎病可以预防或逆转吗

随着现代社会的高速发展，各种直接的或潜在的风险让颈椎的负担越来越重。但是只要用科学的康复方法正确对待，颈椎病是可防可治的，绝大多数患者是可以恢复的。

中医康复结合了现代康复理念，三级预防康复理念始终贯穿整个康复过程。本着未病先防、既病防变的中医康复理念，首先需要"增强正气，提高抗病能力"[5]，患者积极主动地参与到康复中来是取得较好疗效的关键所在，因此主动运动成了必要的康复手段之一。八段锦、易筋经、五禽戏、太极拳、自我按摩导引术等许多中医传统运动康复锻炼方法可以助力患者自我调理气血的阴阳平衡，这些中医运动康复方法可与现代肢体运动康复方法相结合进行康复锻炼。

中医康复中提到的"抵御外邪侵袭"[5]，与现代康复也是一致的，其包括抵御自身致病因素与抵御外界致病因素两部分。抵御自身致病因素是指避免患者本人不良的可能损伤颈椎的生活和工作习惯，如不良姿势久坐、长时间伏案工作、长时间使用电脑手机、枕头不合适、睡姿不良、长时间工作导致的颈部劳损、不正确不科学的锻炼方式等。抵御外界致病因素是指日常应注意外界环境对颈椎的损害，如注意颈部保暖、夏季避免空调直吹颈部、冬季应防止颈部受风及受寒等。

还有一个体现中医康复中很重要的治未病的理念是"既病防变"[5]。在疾病的发展过程中，由于邪正斗争的消长，疾病的发展可能会出现由浅入深，由轻到重，由单纯到复杂的发展变化。因此在疾病发生的初始阶段，应力求做到早期诊断、早期康复，以防止疾病的发展及转变，这与现代康复"早发现、早治疗、早康复"也是一致的。

中西医结合康复的临床应用，为颈椎病患者康复保驾护航。从现在做起，科学、健康地使用颈椎，一方面可以预防颈椎病的出现，另一方面即便已经出现了颈椎病的一些症状，也可以及时控制颈椎病的进展，甚至可以让病情逆转乃至消失。

6. 颈椎病手法治疗的优势与不足分别是什么

中医西医都有许多针对颈椎病保守治疗的手法，临床研究也显示手法治疗可以有效缓解颈椎相关的上肢疼痛和眩晕[6,13~16]。系统评价研究中指出，手法治疗不论是单独使用[6,7]，还是与其他方法联合使用[8]，都能有效减轻颈部疼痛。进一步研究还显示，与单纯运动、宣教和常规治疗相比，手法治疗的性价比最高[9~12]。手法治疗对急性、亚急性、持续性和慢性颈痛均有疗效，且适用人群年龄分布广泛，包括患有长期或慢性颈痛的老年人[10~13]。

虽然中西医手法治疗能够有效调节和缓解颈椎病所带来的疼痛、眩晕、头痛和不稳定等症状，但是这些高性价比的中西医手法治疗主要还是偏重于患者被动接受治疗，颈椎病患者康复还需重视神经肌肉和感觉运动系统的功能障碍，需要通过更多主动功能运动训练配合恢复患者正常的运动功能，以预防颈椎病患者旧病复发。

就好比一辆出了事故的车，我们去4S店修理解决车子的问题是一方面，还有一个很重要的方面是驾驶员本身的问题也需要解决，比方说一些不良的驾驶习惯、是否遵守交通法规、是否酒驾等一系列因素都会是事故隐患。

对于颈椎病患者来说，除了常规症状治疗外，我们还需调整日常的不良生活习惯、训练神经肌肉控制相对薄弱的关节、调整身体不正常的运动模式、减少易于损伤的代偿动作等，以降低将来复发的风险。当然，临床还有一部分颈椎病患者不适用保守治疗，可能需要手术治疗，此类患者可由临床医生确定手法治疗或康复训练的恰当时机。

7. 感觉运动训练对颈椎病康复的重要性

感觉运动系统包括人的各种感觉输入系统、中枢整合系统和运动控制输出系统。如果把人体比作汽车，人体的感觉输入系统就好比司机收集的包括路况、车子本身状态等各种外界信息，人体的中枢整合系统就好比驾驶员开车时的判断与决定，而运动控制输出系统就好比驾驶员的操作与车的行驶状态与轨迹。

颈椎病患者不可避免地会伴有感觉系统、运动系统的功能障碍，通过被动治疗可以缓解症状，但是相当一部分患者感觉系统和运动系统的功能并不能完全恢复。此种情况类似通过 4S 店修理调试后车子本身的问题可能解决了，但司机的驾驶习惯、驾驶技术也是安全驾驶不可或缺的要素，也就是说通过常规临床治疗虽然症状缓解了，但我们对身体运动控制能力不一定也能同时改善提高。如果仍有问题，那么还有再次出现颈部损伤和复发的风险。

因此，建议有颈椎病的患者，尤其是慢性颈痛反复发作的患者，要重视起来，及时去医院康复科评估，如伴有感觉、运动功能失调或障碍，应积极主动在专业人员指导下进行针对性的感觉运动功能康复训练，如颈部关节位置感觉训练、颈部运动感觉训练、颈椎稳定性训练、协调训练、动静态平衡训练等。另外，患者可以选择中医传统的太极拳、八段锦、五禽戏等锻炼方式，效果也很好。

8. 为什么有时候自我训练的效果不理想

无论是一曝十寒，还是南辕北辙，都达不到训练的目的。

首先，您的训练方式是否正确或够不够全面，决定了最终训练效果的有无或多少，任何潜在的运动障碍都需要被识别和纠正。很多情况下缓解颈痛并不单是"颈椎操"就能解决的，而是需要肩胛、胸廓等关联部位协同运动才能有效。

作为非专业人士的颈椎病患者，在自我训练中最容易关注的是疾病自身症状，如颈椎病最为常见的颈肩部疼痛症状，大众训练的目的自然也是祛除疼痛。

运动也确实可以缓解疼痛症状，运动在肌肉骨骼系统中一个有价值的地方是减痛效应，在各种运动（包括有氧运动、动态抗阻运动和等长运动）后均可监测到这种效应。但是，临床康复治疗中缓解颈部疼痛症状与针对颈部神经肌肉功能障碍的运动康复是完全不同的概念。就好比一个新手司机，停车入库时撞到了东西，车子出现了剐蹭，修车是一方面，更关键的是提高停车入库的技术，这样才能避免再次出现同样的问题。

其次，无论哪种自我训练，都不能指望一口吃成个胖子，需要循序渐进，持之以恒。而这种坚持的动力，很多人期望是来自症状缓解的正向反馈，但实际情况往往是自我训练初期没有明显效果。很多人就是这样半途而废的。

在如今快节奏的工作和生活环境中，时间对于每一个人来说都是紧张的，如何制订一个通俗易懂而可管理的居家训练计划是非常重要的一步。而监测进展情况、对患者训练运动表现提供反馈、推进运动计划以保持患者的兴趣和坚持都是至关重要的，这都需要有专业知识与背景的支持。

因此，在缺乏专业康复指导时，单纯的自我训练有时候效果可能就不是很理想。

（刘舒佳　郑　涛）

第二章　预防腰椎病致残

9.什么是腰椎病，腰痛一定是腰椎病吗

腰椎病是对腰椎发生病变的总称，包括腰椎间盘突出症、腰椎管狭窄症、腰椎滑脱症、腰椎侧弯、腰椎感染性疾病、腰椎肿瘤等疾病。腰痛是根据病变部位的症状描述，并不是针对腰椎疾病的诊断学描述。

患者常说的"腰痛"，不只包括腰椎病，还可能是腰椎旁的肌肉拉伤、慢性肌肉劳损、腰椎小关节紊乱，也可能是泌尿系统中肾脏或输尿管结石、盆腔炎、胰腺癌、肝癌、前列腺炎等引起的牵扯性腰痛。近年来，还有一些与社会心理精神因素有关的腰痛报道。由此看来，腰痛不一定就是腰椎病，在腰部区域内的身体结构异常均有可能引起腰痛[17]。

目前对于腰痛的范围描述，一般认为是背部上至肋骨下缘，下至髂骨上缘及臀部，两侧至腋中线的区域。所以，腰痛涉及的疾病不只是腰椎病，还可能会涉及身体其他系统的疾病。

如果出现腰痛等不适，建议到正规医院进行专科就诊。这里有必要强调一点，青少年出现腰痛应得到家长的足够重视，青少年特发性脊柱侧凸在早期常表现为腰背部疼痛，早期的诊断与干预，对预防疾病进展、促进脊柱康复有很重要的作用。（此问题在本书第七章中详细探讨）

10. 中医如何认识腰椎病

中医认识腰椎病主要从部位、症状命名，凡是腰部疼痛，可表现在腰部的一侧或两侧疼痛，都可以参考腰痛中医诊治，不仅包括解剖位置上的腰椎病患，还包括西医学认识上的多种疾病，如腰肌纤维炎、腰肌劳损等腰部病变以及某些内脏疾病。

中医认为"腰为肾之府"，按解剖学理论，肾脏位于腰部两侧，腰部出现疼痛等症状一般首先考虑肾虚、肾气不足之说。腰痛之因，不外乎外感、内伤。腰部感受风寒或久居寒冷湿地，涉水冒寒，风寒水湿浸渍经络，经络阻滞，气血运行不畅，可发生腰痛；劳累过度，跌仆闪挫，腰部肌肉、筋脉受损，或因各种原因引起体位不正，致腰部肌肉、韧带等组织突受过度牵拉，导致急性损伤或腰部小关节嵌顿而引发腰痛；也有平常体质弱，或年老体衰，或房劳伤肾，发生肾虚腰痛。

外感腰痛表现多起病较急，腰痛明显，常伴有畏寒怕冷、遇寒加重等症状；跌仆挫扭所致腰痛亦多起病急，疼痛部位固定，体位变动时疼痛症状加重，瘀血症状明显，常有外伤史可鉴。

内伤腰痛多由肾精气亏虚，腰府失养，一般起病隐袭，腰部酸痛，病程缠绵。

11. 腰椎常见疾病的早期诊疗关键有哪些

腰椎常见的疾病，除了腰椎本身的疾病，如腰椎间盘突出症、腰椎管狭窄症、腰椎滑脱症、腰椎侧弯、腰椎感染性疾病、腰椎肿瘤等，还包括腰椎旁肌肉组织劳损，保护性肌紧张，腰椎小关节骨性关节炎等疾病。

患者一旦出现腰痛或腰腿痛，来医院就诊时，常可清晰地说出自己的症状，但并不能完全说清楚自己的症状是来自什么组织结构。这里就需要专科医生对腰椎疾病进行分析，除腰椎感染性疾病、腰椎结核、腰椎肿瘤这些有明确病灶的疾病外，腰椎退变性疾病有时常常难以准确鉴别病因。

人体在日常劳动的过程中，因为久坐或久站，持续的姿势不良导致身体生物力学机制紊乱，肌肉发生劳损，关节面承担更多的异常应力出现骨质增生，椎间盘发生退变、突出，逐渐造成腰椎间盘突出症甚至腰椎管狭窄症。由此可见，腰椎退变性疾病是一个量变到质变的动态过程，在发病过程中，常是多种致病因素同时存在，如肌肉劳损、小关节骨性关节炎、腰椎不稳、椎间盘突出等均可导致腰痛，患者在就诊过程中，需要了解自己腰椎病的"致痛"原因是什么，应该采取什么样的治疗方法，而不能将所有的腰椎病都归类于影像学发现的所谓异常，如常见的腰椎间盘突出。

在腰椎常见疾病的早期诊疗过程中，最为关键的是明确疼痛的病因，选择最为恰当的治疗方案。需要明确的是，腰椎疾病绝大多数采用非手术治疗即可缓解甚至完全治愈。

12. 为什么腰椎病会引起腿麻和腿无力

　　腰椎病引起腰痛，很容易被理解，但是腰椎病可引起腰痛伴坐骨神经痛，也就是常说的腰腿痛，有时难以被理解，究其原因是因为腰椎特殊的解剖结构。从腰椎来看，多个椎体通过椎间盘连接在一起组成腰椎的前柱，这是人体主要的承重部位，椎体后方连续的椎孔连在一起组成椎管（图2-1），椎管内有脊髓和神经根走行。在第1腰椎（L1）水平以下椎

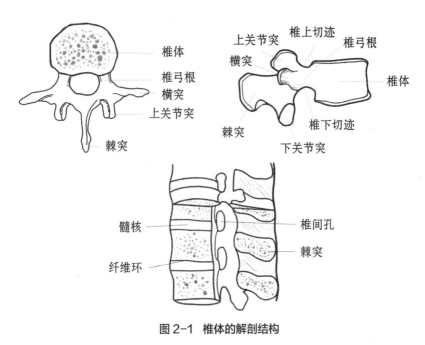

图 2-1　椎体的解剖结构

管内走行的是腰骶神经根，外形如马尾，又被称为马尾神经（图2-2）。相邻腰椎的椎弓根之间围成椎间孔，不同节段的神经根从相应水平椎间孔穿出，支配下肢感觉运动功能和大小便功能。

马尾神经

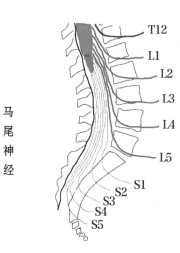

图2-2 腰椎与马尾神经解剖

在神经根穿出椎间孔的途中，如果受到任何外来的机械性压迫或炎性刺激均可导致腰腿痛，或者下肢麻木无力，甚至大小便功能障碍。比如，神经根走行中，有一段"侧隐窝"的路径（图2-3），这里是常

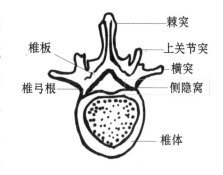

图2-3 侧隐窝位置

常引起症状又容易被忽略的解剖位置，一旦椎间盘向后方突出，侧隐窝便会变窄，此时神经根便会受到挤压或刺激，引起腰腿痛症状。

腰椎病可以引起腰腿痛，但并不是所有的腰椎病都是相同的症状。比如，第4腰椎（L4）第5腰椎（L5）椎间盘突出症最常见的症状是由第5腰椎神经根受累引起臀部大腿后外侧及小腿前外侧麻痛，和以大踇趾背伸力量减弱为主的表现，第5腰椎－第1骶椎（S1）椎间盘突出症的症状常见为臀部大腿后侧、小腿后外侧及足底受累的麻痛，以及踝关节跖屈力量减弱的表现（图2-4、图2-5）。

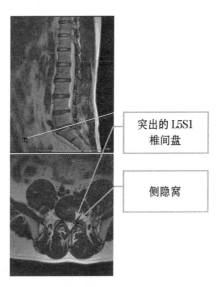

突出的 L5S1
椎间盘

侧隐窝

图 2-4 腰椎 MRI 显示腰 5- 骶 1 椎间盘突出

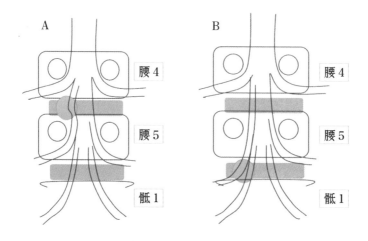

图 2-5 腰椎间盘突出位置与受累神经根的解剖关系

A. 腰 4-5 椎间盘突出，腰 5 根受累；
B. 腰 5 骶 1 椎间盘突出，腰 5 骶 1 双根受累

13. 腰椎病非手术治疗有哪些内容

绝大多数腰椎病，尤其是常见的腰椎退变性疾病，均可采取非手术治疗。仅有少部分需要手术治疗，随着近些年微创脊柱技术的普及和推广，腰椎病的手术治疗似有上涨的趋势，但我们仍要清楚腰椎病最主要的治疗方法是非手术治疗，而不是手术。

常见的腰椎病非手术治疗，包括卧床休息，口服药物（止痛药物、肌松药），外用药物（中药成分、西药成分），物理因子治疗，功能锻炼，手法治疗，传统中医治疗，牵引治疗，

注射治疗等。以上非手术治疗是按照循序渐进的阶梯式治疗原则进行的，不同的患者根据病情选择一种或多种方法联合应用。

非手术治疗的基本原则如下：

（1）缓解局部疼痛，打破疼痛—肌紧张—循环障碍—疼痛的恶性循环；

（2）降低局部软组织水肿和缓解炎性刺激；

（3）降低局部肌肉异常紧张、恢复局部腰椎序列，促进局部张力平衡[18]。

需要重视的一点是，非手术治疗当中，功能锻炼是关键和核心内容。不少方法都能够缓解腰部疼痛，但是只有正确的锻炼方法和良好的姿势习惯，才能使腰椎恢复良好的运动方式，重塑腰部功能。

14. 腰椎病的中医治疗原则与方法有哪些

（1）治疗原则。

结合腰痛和腰椎病的发病病因，辨证治疗。中医治疗分内治和外治两种。

内治当分清标本虚实，感受外邪属实，治宜驱邪通络，根据寒湿、湿热的不同，分别予以温散或清利。外伤腰痛属实，治宜活血祛瘀，通络止痛为主；内伤致病多属虚，治宜补肾固本为主，兼顾调补肝脾；虚实兼见者，宜辨主次轻重，标本兼顾。除内治应用药物外，还可配合按摩、针灸、理疗、拔火罐、膏贴、药物熏洗等方法综合治疗，疗效更好。

按摩可以解除肌肉痉挛、镇痛和提高局部组织痛阈，增强腰腿部的肌力；矫正腰椎侧凸、棘突偏歪和小关节紊乱，解除滑膜嵌顿，改善或恢复脊柱的生理曲线和活动度；改善局部组织的血液循环，促进炎症介质和代谢产物的吸收和排泄，有利于病变组织的修复。

牵引旋转手法有可能使突出的髓核部分回缩，松解神经根的粘连或改变硬脊膜和脊神经根与突出髓核的位置关系，从而减轻或解除卡压；促使部分病例髓核突出物破裂入椎体或后纵韧带、内容物逸出或吸收，消除髓核突出部的张力。

针灸可以疏通经络，可使疼痛迅速缓解或减轻，从而达到镇痛效果，常用有体针、电针等，临床上多按疼痛的部位及放射路径采用循经取穴，按证型辨证取穴。

（2）治疗方法。

中医药治疗腰椎病是我国传统医学的优势，包括中药内服、外用，针灸，按摩等治疗方法。需要根据具体腰椎病，结合中医辨证应用。配合应用中药可以促进肿胀消退、疼痛缓解、软组织修复、骨折愈合和关节功能的恢复。

中药内治法应在中医理论的指导下，施行辨证与辨病相结合，从整体观念出发，辨证用药。

中药外治法指对病变部位的局部用药，同内治法一样，须辨证施治。局部用药，药力可直达病所，取效迅速，疗效确切。应用剂型有敷贴药、搽擦药、熏洗湿敷药、热熨药等类型。

针灸常用毫针法、三棱针、皮肤针等，灸法有艾炷灸、艾条灸、温针灸等，具体应根据临床病症的不同选择使用。

按摩应根据患者疾病损伤的类型、部位，以及患者身体的强弱来选择应用，并要严格掌握手法的适应证及禁忌证，否则将会适得其反，不但达不到治疗目的，还可能加重病情。一般情况下，按摩手法应先轻柔缓和，再逐渐用力，并持续一段时间后再减轻力度。

15. 手术对预防腰椎病致残有什么作用

对于经过严格非手术治疗效果不满意，反复腰腿痛，严重影响日常生活以及下肢肌肉力量减退者应考虑手术治疗；如果疾病进展迅速，出现大小便功能障碍，应进行急诊手术。

腰椎手术大致分为腰椎减压手术和腰椎融合手术。对于存在腰椎神经压迫的患者，采用减压手术，这里包括腰椎间盘突出症的椎间盘髓核摘除（图 2-6），神经根减压；还包括腰椎管狭窄症的椎板切除椎管减压。存在腰椎不稳定因素

的患者，可采用融合手术，目前腰椎多采用后路椎弓根钉内
固定植骨融合的方法（图 2-7），有时还会进行椎间融合，

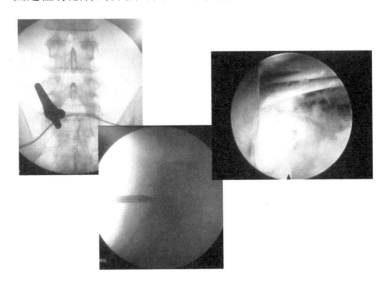

图 2-6　腰椎后路椎板间入路椎间盘髓核摘除术（减压手术）

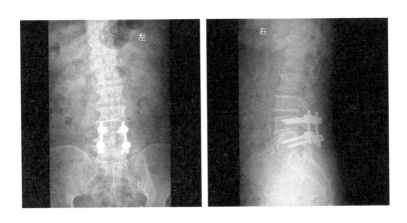

图 2-7　后路腰 4-5 椎板减压、椎间盘切除、椎间植骨融合内固定术（融合手术）

甚至前路融合手术。

尽管微创脊柱外科领域发展迅速，并具有创伤小、恢复快的明显优势，但我们仍要严格掌握手术指征，即使选择手术，应遵循"最小的创伤解决最多的临床问题"的原则。

腰椎减压手术，通过微创或小切口的方式，将造成神经根压迫的因素去除，将椎管狭窄症的椎板切除，可以消除或缓解神经症状，比如，缓解下肢麻木疼痛，提高肌肉力量，改善患者生活质量。腰椎融合手术，可以预防腰椎不稳定造成进一步的神经损害和脊柱力学失衡。

脊柱侧弯患者在非手术治疗效果不满意的时候，也会进行脊柱矫正术，矫正畸形的同时促进脊柱融合，防止畸形加重。腰椎感染性疾病的手术治疗，不仅应彻底切除感染病灶，还会采用内固定融合的方法促进脊柱融合。

手术对于腰椎病而言，提供了一种治疗方式的选择，既不能过分强调，也不能过分依赖。正确选择手术指征，充分利用诸多手术技术来预防残疾发生。

16. 腰椎手术后的功能锻炼与中医康复有哪些

（1）功能锻炼。

腰椎手术后大部分患者会想到要进行腰背肌训练，如"小燕飞"等，这本身并没有错误，但是这并不全面。腰椎手术后的患者，应先分析自己是因为什么疾病进行手术治疗的，针对具体病因找到适合的功能锻炼方案。

在进行功能锻炼时，除了关注腰背肌的力量训练之外，还应关注腹部、臀部、大腿部以及胸背部的肌肉力量，之所以出现椎间盘退变，与腰椎周围结构的生物力学失衡有密切关系。功能训练时，既要对无力的肌肉进行强化训练，又要对过度紧张的肌肉进行拉伸训练。人体作为整体，在进行腰椎术后训练时，应兼顾腰椎与臀部、腰椎与胸椎、腰椎与腹部的平衡与协调。

腰椎术后的功能锻炼，以腰椎间盘突出症微创减压术后为例[19]：

术后 1～3 天：卧床休息，轴向翻身，药物治疗；卧床上肢主动运动训练，下肢被动关节活动度训练或主动关节活动度训练，基本动作：被动直腿抬高练习。

术后 4 天～2 周：卧床上下肢主动训练，逐渐直腿抬高训练及腰伸肌等长收缩训练；试行佩戴腰围或腰骶支具床旁站立，每次 10 分钟，每日 2～3 次。基本动作：桥式运动（单桥 / 双桥）。

术后 2～3 周：佩戴硬腰围或腰骶支具应用室内步行，逐步增加步行距离；选择以增强下肢肌肉力量为主的器械训练，强度不宜过大。基本动作：桥式运动，仰卧拱身运动，仰卧团身抱运动。

术后4～6周：腰围保护下逐渐恢复社区内步行，参加日常生活活动及非体力性工作，增加步行距离；选择性训练来增加下肢肌肉耐力。基本动作：桥式运动，仰卧拱身运动，仰卧团身抱运动，俯卧上肢支撑伸腰运动。

术后6～12周：腰围保护下逐渐参加一般性工作，逐渐进行脊柱核心肌群的力量训练。基本动作：平卧拱身运动，仰卧团身抱运动，俯卧上肢支撑伸腰运动，坐位体前屈。

术后12～24周：去除腰围进行腰背臀肌功能锻炼，参加一般性工作；脊柱核心肌群的力量强化训练。基本动作：俯卧上肢支撑伸腰运动，仰卧抬腿运动，改良"燕飞"动作，侧卧位骨盆侧方强化运动，爬行训练。

（2）中医康复。

针对腰椎病术后伴随的卧床、活动不利、疼痛等不适，配合应用中药内服、外治，可以促进肿胀消退、疼痛缓解、软组织修复、骨折愈合和关节功能的恢复。

中药内服大致从补虚、调理两方面进行术后应用。腰椎病术后存在正气不足的患者，根据辨证分型可以应用补气、养血、补阳、滋阴等中药内服补虚；中药调理则适用于虚实夹杂而出现经络气血不通，功能失调患者，比如，表现为疼痛、肿胀等，根据辨证分型采用行气导滞、活血化瘀、化痰平喘等中药内服。

中药外用可与传统、现代物理疗法相结合，综合多种理化作用，增强治疗效果。局部使用煎煮后中草药的温热药气熏蒸、烫洗、热熨患者身体，能起到活血化瘀、疏通经络及热疗作用，以促进局部血液循环和组织水肿充血的消退，改善腰椎病术后关节屈伸不利、肿、痛等不适；还可以应用损伤膏、接骨续筋膏等外用膏药以促进骨折恢复。

按摩也可以促进腰椎术后功能恢复，如腰椎骨折脱位，特别是合并脊髓损伤后，通过按摩可以改善局部血运，增进组织代谢，使较僵硬的肌肉及韧带组织逐渐柔软，防止发生肌肉挛缩，关节粘连僵硬，防止肌肉萎缩。常规手法首先运用摩揉法、擦法及推按法等在脊柱两旁、臀部、下肢后外侧施术，使经络通畅，肌肉松弛。

另外，针灸也可促进神经康复，疏通经络，可使疼痛迅速缓解或减轻，从而达到镇痛效果。一般局部取穴加辨证取穴，选取腰背部有关腧穴，根据患者表现可以配合应用臀部、下肢、足部有关经穴。

（吕　振　程先宽）

第三章　预防非特异性腰痛致残

17. 什么是非特异性腰痛

腰痛（Low back pain, LBP）是指腰骶部的急性或慢性疼痛，部位通常包括肋骨下缘与臀下皱褶之间的疼痛。腰痛的分类方法有很多种，其中根据 LBP 是否有明确的病理组织形态变化分为两类：特异性腰痛和非特异性腰痛（Nonspecific low back pain, NLBP）。

特异性腰痛是指疼痛与病理组织变化存在一定的因果联系，如创伤、感染、畸形等。非特异性腰痛是指既没有神经根受累也没有严重的潜在疾患，反复或持续发作的腰背部疼痛，具体的病理组织变化不能确定的一类腰痛，如腰肌劳损、肌筋膜综合征等。

有报道指出，超过 80% 的成年人一生中的不同时期会经历腰痛[23]，其中尤以非特异性腰痛发病率的升高最为显著。

腰痛的发生与生活方式息息相关，伏案工作者、重体力劳动者、家务劳动者、职业运动员都是高发人群。腰痛的致病原因较多，病理机制复杂，但各种原因导致的腰痛均在不同程度上与慢性腰部肌肉疲劳和收缩能力下降有着互为因果的关系[24]。这种慢性肌肉疲劳同时影响腰椎稳定性及腰部周围肌肉群的保护机制，这可能是导致非特异性腰痛频发的原因。不论在发达国家或是发展中国家，腰痛均是造成伤残的重要原因[25]。然而，仅有约 58% 的 LBP 患者会因此而求医，其中女性、有腰痛病史、基础健康状况较差、残障或疼痛程度较重的患者就诊率更高[26]。

18. 非特异性腰痛的病因可能有哪些

腰椎作为全身活动最多、负重最大的部分，它的稳定性主要依靠脊柱本身和与之相关联的肌肉系统、韧带来维持，任何一个系统的功能或器质性病损引起的腰椎不稳定都会由另一个系统代偿来维持其稳定。有研究证实，腰痛患者的腰椎本体感觉系统受损及腰肌功能异常，是导致该患者腰椎姿势控制不良的主要因素，而这些因素可能会引起姿势代偿性控制问题[27, 28]。

腰痛长期反复发作的患者，肌肉紧张，使小血管受压，代谢产物蓄积刺激局部产生无菌性炎症，炎症刺激神经产生腰痛，该种腰痛称为脊神经后支综合征[29]。另外，慢性劳损也是非特异性腰痛的产生机制之一，脊柱的肌肉和韧带起着维持脊柱稳定的重要作用。有研究表明[30]，利用表面肌电图检测腰部肌肉，发现非特异性腰痛患者在运动负荷试验过程中的腰部肌肉有多种不同于正常人的信号特征，并且这些信号特征有望成为非特异性腰痛诊断和疗效评价的有效指标。因此，肌肉劳损、韧带出现退行性改变等，会引起椎体的失稳、松动，椎间隙变窄，压迫神经；肌肉韧带损伤都会导致结缔组织代偿增生、粘连造成神经结构的改变，同时韧带过度牵拉和肌肉保护性痉挛导致腰痛和腰椎活动功能受限，进而导致腰痛的发生。

目前非特异性腰痛的病因及发病机制尚未完全明确，据相关文献报道，非特异性腰痛还可能与小关节退变[31]、骶髂关节紊乱[31,32]、心理因素[33,34]、免疫因素[35]及环境因素[36]等有关。因此，维持关节中立位置、调整异常姿势、改善人体由于力学问题引起的神经肌肉控制失衡，可以帮助患者缓解腰痛症状、预防非特异性腰痛的复发。

19. 非特异性腰痛的康复治疗手段有哪些

（1）药物治疗。

关于药物治疗，建议使用非甾体消炎药物治疗急、慢性腰痛，主张慎用阿片类药物治疗急性腰痛[37,38]。

对于出现腰痛的患者需要及时就医，根据具体情况选择适合自己的药物类型。一般来说，急性期可服用非甾体消炎药缓解疼痛，慢性期应选择危害最小、成本最低的治疗方法，因为大多数治疗方法之间没有明显的比较优势[37]。

（2）手法治疗。

手法治疗是目前非特异性腰痛常用的保守治疗方法，其临床疗效已得到广泛认可[39]。手法治疗的作用原理可能与局部致痛物质减少、镇痛递质增多、促进血液循环、松解粘连、促进组织修复、重建软组织与脊柱力学平衡等相关[40]。手法治疗是短期减轻急、慢性期非特异性腰痛患者疼痛的有效治疗技术，在临床上被频繁采用[41-43]。

手法治疗虽然对于急、慢性非特异性腰痛均有一定的短期疗效，且优于绝对卧床、健康教育及口服药物，但需注意的是，手法治疗作为一种被动疗法应根据患者病情有的放矢地应用，若长期被动接受手法治疗，很可能使患者产生依赖心理而不主动进行功能锻炼，长时间如此反复对腰痛复发的预防不利。因此，作为临床医生有必要告知患者：一旦疼痛缓解，应及时主动进行功能训练，进一步增强肌肉的功能和脊柱的稳定性，如此才能有效防止疾病复发。主动运动的时机选择，建议在经验丰富的临床医生的指导下进行。

（3）运动疗法。

运动疗法是通过运动肢体和收缩肌肉来促进机体各种功能的恢复，增强患者核心肌群的力量及耐力，改善椎间关节的活动范围，加强腰椎的稳定性，从而恢复或改善功能障碍[44]。欧洲非特异性腰痛管理指导方针推荐首选运动疗法。美国运动及康复医学会大力提倡核心区域力量的训练，而躯干肌肌力的训练也不容忽视；等长训练可减轻椎间盘压力，稳定脊柱节段；男性及从事中、重度体力劳动患者，应以提高和改善躯干的协同性、控制力及静态耐力为目标，选择等长训练更为适合[45]。

这里推荐躯干肌肉力量训练的方法有：腹侧肌群训练（卷腹、直腿抬高、平板支撑、滚轮训练等）；背侧肌群训练（臀桥、燕飞动作）。

（4）针刺治疗。

中国传统医学的针灸及西方干针疗法都是临床上治疗非特异性腰痛常用的方法。刺络放血可刺激血管平滑肌上的自主神经，产生细胞内、细胞间、血管局部和整体的调节反应，把含致痛物质的血液放出，同时形成负压促使新鲜血液流动稀释致病物质的浓度，改善局部血液微循环障碍[45]。

（5）多学科综合治疗。

多学科综合治疗又称生物—心理—社会医学模式，可以减轻疼痛、减少残疾、改善工作状态[46]。其中认知行为治疗的短期、长期疗效已得到了证实，但一般建议与其他疗法联合应用[48]。需要注意的是，这里强调心理治疗并不是针对腰痛，而是因腰痛引发的抑郁或心理问题。

（6）注射治疗和消融技术。

注射治疗和消融技术应用于治疗结构性原因引起的非特异性腰痛。部分研究表明注射和消融技术的疗效不佳[47, 48]；而另一些研究表明，合适的患者在受到有经验的医生的治疗下往往可以得到良好的治疗效果[49]。

（7）物理因子治疗。

物理因子治疗可作为腰痛的辅助治疗手段，在物理治疗前医生会对腰痛的原因做出相关鉴别诊断。对于慢性腰背部疼痛患者，可使用电疗、热疗等理疗方法，以改善微血管循环、阻断神经冲动传导及抗炎。

20. 如何预防非特异性腰痛的复发

　　非特异性腰痛因其发病原因及机制的特殊性极易复发，通过对于病因、机制、治疗手段的探讨及患者临床的实际情况，我们发现非特异性腰痛加重的重要原因之一是长期姿势不良。

　　由于长时间损伤的累积、急性腰痛的迁延不愈、长期肌筋膜无菌性炎症的存在，导致患者的躯干肌疲劳、感觉异常，从而进一步影响肌肉、感觉器官的信号输入，加重腰痛的复发[50]。正确引导患者进行日常姿势的纠正，结合对于整体运动的研究可以解决特异性腰痛复发的问题。脊柱的理想姿势是：站立姿势时，由侧面观察颞骨、肩关节肩峰处、股骨大转子、膝关节、踝关节稍前方呈一条直线。

　　常见的不良姿势包括（图 3-1）：脊柱前凸姿势、懒人姿势和平背姿势。①脊柱前凸姿势：腰椎的前凸增加，骨盆

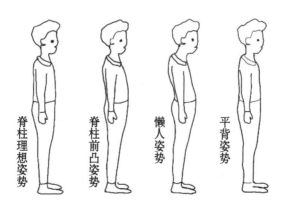

脊柱理想姿势　　脊柱前凸姿势　　懒人姿势　　平背姿势

图 3-1　脊柱理想姿势与脊柱前凸姿势、懒人姿势和平背姿势

前倾。与肌肉力量失衡，腹部负重大（肥胖、怀孕等），髋关节挛缩，先天髋关节发育不良有关。②懒人姿势：常见于整个骨盆前移，导致髋关节伸直，以及胸椎向后移动导致上腰椎产生屈曲。与个人习惯，长久站立产生疲劳，运动计划设计不良有关。③平背姿势：表现为腰椎前凸减少，髋关节伸直，骨盆后倾并伴随腰椎不稳。这种腰痛与坐姿、站姿状态下持续采取懒人姿势或者屈曲姿势，没有提前按照计划运动有关[51]。此外，教育与安慰在预防非特异性腰痛复发中起到至关重要的作用，临床诊断评估完成后，医生首先需要向患者解释清楚：他（她）的症状一般不可能是严重疾病所引起（很多患者会有这样的疑虑），避免进行不必要的影像学检查。其次要向患者普及非特异性腰痛方面的知识，包括病因以及可能的转归，指导患者自我治疗，鼓励患者尽可能保持正确的锻炼方式，继续正常的日常生活与工作。及时纠正患者对于非特异性腰痛的错误观念，以防对病情的转归造成不利影响[52]。

（张春佳）

第四章　脊柱脊髓损伤致残的防控

21. 什么是脊柱脊髓损伤

　　回答这个问题之前，需要简单了解脊柱脊髓的解剖及功能：人体脊柱由脊椎骨和椎间盘构成，是身体的支柱，位于背部正中，脊髓就位于其中，脊髓的主要功能是实现中枢（大脑）和外周（肌肉、皮肤）的信息交流。当脊柱遭受外力或理化因素影响，一旦失去稳定性就可能发生脊柱损伤，如创伤或损伤作用伤及脊髓，则可能出现脊髓损伤，进而导致运动功能、感觉功能或自主神经功能的部分或全部丧失，这是较常见的致残性疾病，也是康复医学的主要对象之一。其主要病因可分7类：运动损伤、攻击伤、交通事故、摔伤、坠落伤、其他创伤性原因（如医源性损伤）、非创伤性原因（如先天性疾病、感染性、血管性等）。在不同群体中，由于脊髓损伤的致病原因不同（图4-1），其预防侧重点也有所差异。

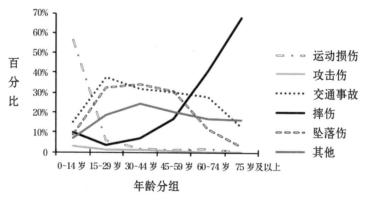

图 4-1　不同年龄段群体脊髓损伤的病因 [53]

据相关文献报道，截至2016年，我国约有374万的人患有脊髓损伤，其中每10万人中就有237人患此病；且每年全国的新患病人数达到了10万人[54]。由于脊髓功能的复杂性，脊髓损伤的诊断与评估也要从多个角度展开，包括感觉运动评定、各系统评估、影像学、电生理、独立评定量表、并发症的评估等，其中美国脊髓损伤委员会制定的脊髓损伤神经功能分类标准（ASIA）是最经典和最被大家认可的评估诊断方法，可以有效地评估脊髓损伤患者的运动和感觉功能[55,56]。脊髓损伤的分类及判定标准汇总见表4-1。

表4-1 脊髓损伤的分类及判定标准

损伤性质	损伤水平	完全性损伤	不完全性损伤
四肢瘫	C1-T1	最低骶髓节段（S4-5）感觉和运动功能丧失（没有骶残留）。残损分级为A级	神经损伤平面以下，包括最低骶髓节段（S4-5）保留任何感觉和（或）运动功能（存在骶残留）残损分级为A、B、C、D、E五个等级
截瘫	T2-S5		

注：完全性脊髓损伤应在脊髓休克结束后确定。如脊髓损伤48小时后仍表现为脊髓休克，检查确认鞍区无感觉和运动功能，按完全性脊髓损伤诊断。

22. 脊柱脊髓损伤都会导致瘫痪吗

脊柱脊髓损伤不一定都会导致瘫痪。当单纯脊柱发生损伤，未伤及脊髓时一般不会出现神经功能障碍，但需高度重视脊柱稳定性的恢复及制动，否则创伤或伤害可能会持续进展并伤及脊髓，导致出现功能障碍。

在脊髓损伤早期，可能因脊髓休克的存在而出现暂时性的瘫痪状态。脊髓休克是神经系统对创伤的一种生理反应，在脊髓休克期间，患者表现出一段短暂的弛缓性麻痹，在此期间患者损伤节段以下的脊髓处在一个丧失反射活动能力的无反应状态。

大多数患者脊髓休克在 24 ~ 48 小时后恢复，标志是骶神经反射的恢复。如果这时骶神经的功能仍未恢复，则说明可能是完全性脊髓损伤。

根据受损的脊髓节段不同，可以将脊髓损伤分为四肢瘫和截瘫。四肢瘫是指由于颈段的脊髓受损导致上肢、躯干、下肢及盆腔器官的功能损害（不包括臂丛损伤或者椎管外的周围神经损伤）。截瘫指胸段、腰段或骶段脊髓损伤造成运动和感觉功能的损害或丧失，截瘫患者上肢功能往往正常，而下肢存在不同程度的功能障碍。

因此，并不是所有的脊髓损伤都会导致瘫痪，而是根据不同的受损类型可能出现不同部位、不同程度的功能障碍。

23. 如何实现脊柱脊髓损伤的一级、二级、三级预防

在我国传统医学中，常说"上医治未病"，该理论与现代医学的预防医学理念不谋而合。通过"病因预防""临床前期预防""临床预防"三个层次的预防，能够实现全人群、全生命周期的疾病预防，对于脊髓损伤的预防也可从这三个维度开展。

一级预防：又称初级预防，旨在预防脊髓损伤的发生。即通过各种措施预防各种因病损、意外事故、机体退化等原因所致的脊髓损伤。一级预防是脊髓损伤预防的基础和关键，做好一级预防，可极大减少残疾发生率。一级预防的前提是要明确脊髓损伤的发生原因，如近些年随着老龄化的进展，老年人跌倒所致脊髓损伤的比率明显增加，通过健康宣教等预防老年跌倒是预防脊髓损伤的有效手段。此外，意外事故是脊髓损伤的高发原因，通过增加施工场所安全措施、加强对相关人员的健康科普宣传等手段，也可实现脊髓损伤的一级预防。

二级预防：又称"次级预防"，其目的是限制或逆转由脊髓损伤造成的伤残，即一旦发生病损可采取各种措施防止产生永久性的残疾和加重残疾的程度。如意外发生后脊柱损伤可能尚未伤害脊髓，此时若采取不科学的搬运、不正确的救治，都极有可能造成更为严重的伤害，甚至导致残疾的发

生。通过对救护人员进行培训、向大众普及科学搬运等相关知识，可减少因此原因所致的残疾发生。在受损的早期阶段，通过积极对症治疗，则可限制甚至逆转脊髓损伤所造成的伤残。

三级预防：旨在预防脊髓损伤所致残疾转化为残障。即脊髓损伤发生后，尤其是确定为不可逆的残疾或病损发生时，要采取积极有效的措施限制其发展，避免产生永久、严重的障碍，即防止残疾转化成为残障。在此阶段，需通过多学科团队的合作，应用全面康复措施（医学、工程、教育、社会等），最大限度地利用所有的残存功能并适当改造外部条件（如房屋无障碍改造），通过改善残存功能、代偿、替换等手段，最大限度地恢复患者的独立生活能力，以便使患者尽可能地在较短时间内重返社会，维持其创造经济价值和社会劳动价值的能力，实现回归家庭、回归社会的目标。

24. 如何实现特殊群体的脊髓损伤预防

残疾预防要贯穿人的全生命周期，覆盖每个家庭的每个成员。不同年龄人口面临着不同的致残风险，残疾高发类别是不同的。从全生命周期理念出发，对婴儿出生前后期、幼儿期、成年期、老年期等不同阶段采取针对性预防措施，建立起持续的残疾防控体系。先天性残疾的发生主要集中在婴幼儿时期；在受教育年龄段则重点防范传染病致残、创伤及伤害致残；在工作年龄段，则要重点防范创伤和伤害致残；随着年龄的增长，要逐步增强对非传染性疾病致残的防范；老年人则要重点防范退化性疾病致残。

根据流行病学研究，随着人口统计学特征的变迁以及生活方式的转变，脊髓损伤在人群中出现老龄化趋势，老年人群成为主要易受伤人群；体育运动致脊髓损伤人群出现年轻化；舞蹈的下腰动作致脊髓损伤是儿童脊髓损伤的重要原因，且总体预后较差。

对于儿童群体而言，流行病学研究发现儿童脊髓损伤有上升趋势，尤其是下腰动作等体育活动所致的脊髓损伤正逐渐成为儿童脊髓损伤的主要因素。对于儿童脊髓损伤的预防，可通过对家长、舞蹈教师的健康宣教，规范儿童舞蹈培训机构等手段起到预防因下腰训练出现脊髓损伤。与此同时，通过配置符合标准的儿童安全椅可大大减少因交通意外而致脊髓损伤的出现。

随着我国老龄化进程的加速，脊髓损伤群体中老年患者的比例也呈现出逐年增加的趋势。对于老年脊髓损伤患者而言，跌倒是脊髓损伤发生的主要因素，且年龄越大跌倒比例也随之提升，存在着很高的致残率和住院期间的死亡风险。对于老年患者，需重点进行跌倒预防的健康宣教，可通过社区讲座、宣传手册发放、重点群体精准干预等手段预防跌倒的发生。对于已经发生脊髓损伤的老年患者，需注重二级、三级预防，预防并发症的出现，尽早进行康复干预，使其尽可能恢复日常生活的能力[57, 58]。

25. 脊髓损伤的急救如何实施，如何防止出现二次损伤

意外事故的现场急救很重要，是预防、减轻残疾的重要环节，当出现疑似脊髓损伤时应遵循以下救治原则：防止二次损伤、尽快转移、有手术指征时尽快手术。如果出现了脊髓损伤，以下原则需要遵循：早期"时限"急救（8 小时）、抢救患者生命（A、B、C、S、C）——"A"（Airway）：呼吸道无阻塞；"B"（Breath）：呼吸功能（20 次 / 分、腹式呼吸）；"C"（Circulation）：循环功能（检查患者的脉搏和心率），"S"（Spine）脊柱功能（骨折类型、椎管压迫和脊柱稳定性）以及"C"（Cord）：脊髓功能评定（ASIA）。

在现场急救及转运中，需重点注意预防因搬运等原因出现二次脊髓损伤及增加脊髓损伤的程度和功能丧失，脊柱的固定对防止加重脊髓损伤极为重要，切忌使用软毯或软帆布担架搬运。

在救治现场需要迅速做到以下几点：①确认患者意识状态，有无开放性、可能的严重的创伤；②保持患者冷静，防止躯干、肢体晃动；③去掉患者身上所有坚硬物品及其他束

缚躯干、四肢的物品；④患者的移动要轻而慎重，至少 4 人
进行（如图 4-2），切忌在不清楚患者损伤状态时对其进行
粗暴搬运，这将有可能造成严重的二次损伤（如图 4-3）。

　　当疑似出现脊髓损伤，早期稳定脊柱是关键环节，如有
手术适应证则可通过减压手术为后续治疗争取时间，通过早
期康复介入将可能出现的功能障碍影响降到最低[59]。

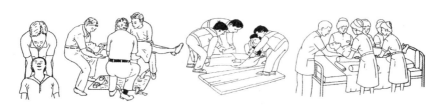

图 4-2　正确的搬运方法

救治人员可通过两手拖肩将颈椎与躯干整体平直的方法
搬运疑似脊柱脊髓损伤患者[55]

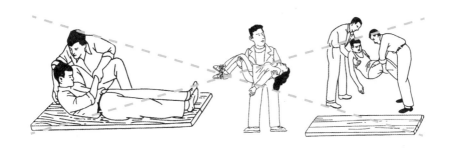

图 4-3　错误的搬运方法

颈部屈曲、躯干悬空、把伤员抱起都是常见的错误救治方法，
极有可能造成二次损伤[55]

26. 当脊髓损伤发生后，如何重新适应环境

脊髓损伤康复的最终目的就是重新适应环境、回归家庭、回归社会。对于脊髓损伤患者如何重新适应环境的问题，主要有以下几方面的建议。

首先是住房改造，为了使截瘫或四肢瘫的患者能完成日常生活动作，有必要对住房进行改造。在经济条件允许的情况下，可以按轮椅座位的高度来调整床和厕所便池座位及洗脸池的高度，宽度以能通过轮椅为佳，并在适当的地方安装扶手，厨房要适合坐轮椅者的使用，进出室内外的出口最好要有较缓坡度的坡道。

其次是复学及重回工作岗位，对于儿童及青少年，复学时如果教室不适合轮椅出入，则学校有义务将该学生编入出入方便的教室。如果患者为大学生的年龄，则复学是不存在什么问题的。关于复工，对于受伤前已有工作的患者，可能首先会顾虑是否能回到原来的岗位，但这种顾虑可以认为是不正确的，因为许多工作是可以坐在轮椅上，和正常人一样顺利完成的。当然也有需要改变工种的情况。不论是回到原来的工作岗位还是新的工作岗位，虽然会面对困难重重的现实，但最重要的是要自信。

再次是建立新的平衡，其中包括生活的平衡、个人内部

的平衡以及相互关系的平衡。脊髓损伤患者可以比较受伤前及伤后各种活动（日常生活、工作、休闲活动）所需时间的比例，对伤后各种活动的时间分配进行合理的调整，并进行新的自我开拓。

最后是人际关系的重新建立，患者需要评估伤后状态下自立、需要别人帮助、互相协助这三个方面在日常活动中所需的时间，并将其与伤前对比，可以发现能够自立的以及需要别人帮助的活动，从而提出需要自立的范围。当患者需要帮助时，向协助者表达自己的感谢和要求是十分重要的，同时，患者希望独自完成某项活动时，拒绝他人的帮助也是十分重要的。

重新适应环境从来都不是立即见效的，需要患者长年累月的努力、忍耐与坚持，这样才能重新建立新的平衡生活[55]。

27. 脊髓损伤后可能出现哪些并发症

脊髓损伤后可能出现的并发症包括压疮、呼吸系统并发症、心血管系统并发症、尿路感染、排便障碍、痉挛、神经痛、关节挛缩等。以下详细介绍常见的几种并发症。

压疮是指皮肤或 / 和皮下组织的局部损伤，通常位于骨突出部位。这种损伤一般是由压力或者压力联合剪切力引起的。根据国际 NPUAP/EPUAP 压疮分级系统将压疮分为 4 期：
Ⅰ期为通常在骨突出部位有局部指压不变白的红肿，且皮肤
完整；Ⅱ期为涉及真皮层的局部缺损，表现为一个浅表开放
的红粉色创面，周围无坏死组织的溃疡；Ⅲ期为全皮层缺损；
Ⅳ期为全皮层缺损，伴有骨骼、肌腱或肌肉的暴露。压疮的
预防主要包括每日皮肤检查、保持皮肤清洁干燥、减压，卧
床时每两小时翻身一次，乘坐轮椅每 30 分钟减压一次、均衡
营养等。如果已经患有压疮，则需要采取换药、抗感染、生
物物理疗法、营养支持甚至手术治疗。

呼吸系统并发症包括肺不张、肺炎、呼吸衰竭等。常用
的干预方法包括体位变化、呼吸技术、自主咳痰或辅助排痰、
吸痰、呼吸肌训练、机械通气以及药物治疗。

心血管系统并发症包括直立性低血压、自主神经过反
射、深静脉血栓形成。直立性低血压常由于患者从卧位到坐
位或直立位时，收缩压下降超过 20mmHg 或舒张压下降超
过 10mmHg，而心率保持不变，同时伴有低灌注症状。常用
的干预方法包括穿戴弹力袜、起立床训练以及药物治疗（米
多君）；自主神经过反射为血压突然升高（超过基线水平的
20 ～ 40mmHg），表现为头痛、出汗、损伤平面以上充血、
心律失常、癫痫、脑出血、肺水肿等，常用的干预方法包括

松开紧身衣服，排空直肠或膀胱等、摇高床头或坐起、药物治疗（短效降压药物，如硝苯地平）；深静脉血栓形成多发生于各种手术后、慢性病长期卧床及多种原因造成肢体活动受限的人群，可导致肺栓塞和突然死亡，预防措施包括防血栓梯度压力袜、抬高下肢、踝泵训练、空气压力波治疗、急性期抗凝药物等，治疗措施包括抬高患肢、穿弹力袜、制动、使用抗凝药物、溶栓治疗或手术治疗[55]。

28. 脊髓损伤后如何实现大小便的科学管理

许多脊髓损伤患者通常都伴有排便、排尿功能障碍。因此，实现脊髓损伤患者的大小便管理，直接影响到患者生命的维持，其重要性不言而喻。

对于脊髓损伤尿路康复，其目标是：①使受伤前尿中无菌的患者不发生尿路感染；②不要在尿路中长期放置不必要的异物（如导尿管等）；③尽可能在短期内使功能失调的膀胱得到最大限度的恢复。

在脊髓损伤急性期（脊髓休克期）的尿路管理原则是：①在保证患者生命体征稳定的前提下，及时有效地排空膀胱，预防膀胱过度膨胀；②避免尿路感染、结石形成以及尿道损伤，若感染要及早治疗；③尽量早期开始膀胱训练，不放置导尿管等异物。

如果出现膀胱排空障碍，需要用适当安全的方法排空膀胱，如经尿道留置尿管、间歇导尿、耻骨上膀胱造瘘等。在脊髓损伤后期，泌尿处理的原则为采取各措施保护上尿路功能，防止功能恶化，并且尽早、定期进行影像尿动力学检查，以明确下尿路病理生理状态和改变，根据结果，制订治疗方案，选择治疗方式，并且患者应定期复查，根据病情变化情况调整治疗方案[60]。

患者发生脊髓损伤后，就应该对肠道功能以及可能存在的问题进行及时、系统、全面的评估，至少每年一次，并且在肠道功能出现显著变化时进行体检。

患者每周最佳的排便频率应该结合个人生活方式以及病前的排便情况，对于反射性神经源性肠道功能障碍的患者，可进行直肠机械刺激排便，对于无反射性神经源性肠道功能障碍的患者，可采用手排便，但不能使用腹部按摩进行肠道排空。另外就是尽量采用膳食纤维饮食，避免进食刺激性和难以消化的食物，并且保持身体合理的水平衡。

药物治疗同样也有帮助，患者可口服各种有利于抑制肠道水吸收的缓泻剂，从而改变粪团硬度；肛门外用的润滑剂（如石蜡油）也有利于降低排便阻力。最后就是排便时尽量采用坐位或靠坐的姿势，利用重力作用促进排便[61,62]。

29. 脊髓损伤后能否繁育后代

男性脊髓损伤后能否生育受多个因素影响，只要有勃起及射精能力，则致女性怀孕的可能性非常高，缺乏这些能力也并不意味着不能有小孩。男性患者的性功能障碍主要分为4项：①造精功能障碍；②勃起障碍；③性交障碍；④射精障碍。

造精功能障碍的患者可以采取预防尿路感染、保持阴囊低温、定期试行人工射精而排出精液以及服用改善精液性状的药物等措施来应对。勃起障碍的患者可采用药物治疗（西地那非）、负压吸引装置、阴茎海绵体内注射疗法、阴茎支架植入、心理治疗辅导、男性激素补充疗法、阴茎成形术、血管手术以及性功能辅助器进行应对。性交障碍的患者可以采取合适的体位，如男性患者仰卧、配偶在上为最佳体位。射精障碍的患者可以采用振动器法、药物刺激法（腰椎穿刺注入甲基硫酸新斯的明）、电刺激法（肛门插入刺激电极）、人工授精等方式进行应对。

对于女性患者，脊髓损伤对其生育能力影响较小，尽管脊髓损伤后几个月内会没有月经，但仍会继续排卵、妊娠。有生育打算时，需与医生协商如何在怀孕期间照顾自己及胎儿。与所有妊娠妇女一样均要注意饮食和妊娠中的行为，不可服用影响胎儿发育的药物。怀孕期间尤其要注意排尿、排便的功能[55]。

30. 脊髓损伤是否会影响预期寿命

在 1940 年之前，脊髓损伤患者 2～3 年内的死亡率达 80%。现在，由于压疮、尿路感染预防治疗的进步及综合康复的建立，脊髓损伤患者大部分能回归家庭或回归社会。据统计，脊髓损伤后 20 年内有 10% 的患者可因脊髓损伤相关疾病而死亡，90% 的患者只需要注意健康管理，其寿命与健康人没有太大差异。

脊髓损伤的生存率与年龄、受伤部位、受伤程度有关。受伤时年龄为 25 岁以下的脊髓损伤患者，其生存率高达 95%；受伤时年龄为 50 岁以上的脊髓损伤患者，其生存率随着年龄的增加而逐渐下降，且脊髓损伤的程度越重，患者的生存率越低，损伤节段越低的患者，往往生存率越高 [63]。

据统计，在损伤后 3 个月以内的早期死亡中，颈髓损伤的呼吸障碍为最多，其次为心血管障碍及消化道障碍。3 个月以后的后期死亡：颈髓损伤者以呼吸障碍、尿路障碍为最多；胸腰髓损伤者以尿路障碍为最多。

脊髓损伤致死的主要原因包括损伤导致的呼吸障碍、尿路并发症、心血管障碍、消化道障碍、恶性肿瘤、压疮、感染等各种因素。因此，提高脊髓损伤患者预期寿命的关键就是积极应对各种并发症，并且保持乐观向上的心态进行康复治疗 [55]。

（高　峰　祖力亚尔·塔力甫　刘武博）

第五章　预防强直性脊柱炎致残

31. 什么是强直性脊柱炎

强直性脊柱炎(AS)并不是字面简单理解成为"脊柱变直"的意思，这里的"强直"是指关节间的强直甚至关节融合。

人的脊柱从侧面看，有四个生理曲度，即向前的颈曲、腰曲，向后的胸曲、骶曲，脊柱如同一个大的弹簧，能缓冲震荡，保护大脑与内脏，生理曲度扩大了躯干重心在基底的面积，从而加强了直立姿势的稳定性。而未经诊疗的强直性脊柱炎往往会使得脊柱生理曲度丢失、椎体之间关节融合。

强直性脊柱炎是累及脊柱、骶髂等关节的慢性炎症疾病，属于自身免疫疾病的一种，主要表现为下背部或臀部疼痛、僵直，具有明显家族聚集倾向，可影响正常生活甚至致残[64,65,68~70]。所以需要早发现、早诊断、早治疗，防止并发症发生、功能恶化，预防残疾的发生。

在我国，强直性脊柱炎的患病率为 0.25% ~ 0.5%，男女比例约为 4:1，女性发病慢且病情轻，好发年龄为青壮年，中青年男性是强直性脊柱炎的好发人群[64~66]。

32. 强直性脊柱炎会遗传吗

可能会。强直性脊柱炎具有遗传学特点，遗传因素也是强直性脊柱炎最主要的发病原因[64,65,68,70]。HLA-B27 基因的表达与强直性脊柱炎有高度相关性[68~70]，所以该病具有遗传因素；但并不是具有 HLA-B27 基因就一定会得强直性脊柱炎，此病还可能由于身体其他部位的感染、局部或全身的慢性炎症等情况诱发而发病[64,68,70]。即便存在家族遗传，单独个体发病后疾病的最终预后以及生活状态也有很大差别，主要受到发病后治疗及康复因素的影响[66,67]。

若家人有强直性脊柱炎，也无须紧张。强直性脊柱炎虽然主要的发病因素是遗传，但并不是绝对的类似单基因遗传病的遗传疾病，如色盲等。并不是父母中有人得强直性脊柱炎，其子女就一定得这一类疾病。

强直性脊柱炎，如果病情能够得到良好控制，就不会影响生活质量及寿命。因此，这种疾病虽然有一定的遗传风险，但不用对此特别紧张。

33. 如何早期发现强直性脊柱炎

强直性脊柱炎起病缓慢且隐匿，不易察觉。它是一种慢性、系统性、全身性的炎症反应性疾病，主要累及脊柱和外周关节，还可累及全身其他器官，如眼、心、肺、肾等[65,68,69]。强直性脊柱炎发现得越早，越能降低疾病对患者的生活和工作带来的影响，降低未来致残率。

（1）早期症状。

以炎性腰背部疼痛为主，表现为腰骶部的钝性疼痛，伴有晨僵、乏力等，疼痛主要表现为静息时疼痛，夜间、晨起或久坐后疼痛伴僵硬，活动后减轻。随病情发展，由腰椎向胸、颈部脊椎发展，出现相应部位的疼痛或脊柱畸形[64,65,68~70]。

（2）外周关节炎。

部分患者以外周关节炎为首发症状，如髋、膝、踝、肩关节的肿胀疼痛；青少年患者常以髋部疼痛髋关节炎发病，常致髋关节畸形[64~66]。

（3）全身症状。

30% 左右患者存在眼部症状，以前葡萄膜炎多见，甚至可以为首发症状，表现为眼红、畏光、流泪、视物模糊，多为急性单侧发作；部分患者也合并有心血管、肺部、胃肠道、神经系统及皮肤黏膜的病变[68~70]。

34. 得了强直性脊柱炎怎么办

如果你出现了腰骶部慢性钝痛，病程持续时间超过 3 个月，伴有下背部僵硬，尤其以夜间痛、晨起痛和久坐痛为明显，活动后可缓解，应尽快就医进行进一步诊断，就诊科室为骨科以及风湿免疫科[64,65,70]。

强直性脊柱炎是一种慢性炎症，尚无法治愈[64,68]。一般为对症治疗，缓解症状并尽量控制病情的发展，患者能够正常工作及生活。若病情延误至晚期有可能导致残疾，所以早诊早治是关键！

由于个体差异大，用药不存在绝对的特效药，应在医生指导下充分结合个人情况选择最合适的药物。常见药物有非甾体消炎药的抗风湿药物（DMARDs）、柳氮磺吡啶、甲氨蝶呤、来氟米特、糖皮质激素以及生物制剂 [如抗肿瘤坏死因子 α（TNF-α）拮抗剂] 等 [65,65,68~70]。对于出现严重强直性脊柱炎的患者，如髋关节间隙明显狭窄、股骨头坏死以及脊柱弯曲畸形明显影响生活质量，可采取手术治疗，如全髋关节置换术、脊柱矫形手术等 [65,69,70]。

35. 强直性脊柱炎的自我调理方法有哪些

注意休息。站立时应尽量保持挺胸、收腹、抬头的姿势，坐位也应保持胸部直立，有助于维持脊柱的正常功能 [66]；睡觉时多采取仰卧位、睡硬板床，避免侧身弯曲；枕头要矮，若出现上胸或颈椎疼痛的情况，可尝试不用枕头。

合理锻炼。以有氧锻炼为首选（如游泳、散步、小燕飞等），可保持脊柱的生理弯曲，防止畸形；保持胸廓活动度，维持正常的呼吸功能；保持骨密度和强度，防止骨质疏松和肢体失用性肌肉萎缩等，有助于控制病情；若运动后疼痛持续 2 小时以上不能恢复，则表明运动过度，应适当减少运动量或调整运动方式[65-67,69]。

局部理疗：对疼痛、炎性关节或软组织给予必要的物理治疗。物理治疗一般可用热疗（如热水浴、热敷、烤红外灯等），可增加局部血液循环，使肌肉放松，减轻疼痛[64-66,68-70]。

自我锻炼、生活方式改变、物理治疗均可以在一定程度上缓解病情，避免强直性脊柱炎的加重。以上均需要在医师指导下进行。

（许庭珉）

第六章　预防脊柱结核致残

36. 脊柱也会患结核病吗

大家最常听说的结核病是肺结核，其实不仅肺部会出现结核，身体其他部位也可以被感染，肺外结核病的发病率约为 3%，骨骼结核约占肺外结核病的 10%，约 50% 的骨骼感染部位在脊柱，胸腰段是脊柱最常受影响的区域，其次是腰椎和颈椎[71]。

结核病是由结核分枝杆菌引起的一种慢性传染病。感染部位可以是肺部、淋巴结、胃肠道、泌尿生殖系统或任何其他脏器。结核杆菌一般长时间保持休眠状态，在有氧条件下每 15 ~ 20 小时繁殖一次。脊柱感染通常是继发于其他部位的感染，即由主要病灶的结核杆菌通过血液传播引起[72]。

从解剖学上讲，椎间盘无血管结构，滋养椎间盘的动脉在椎间盘的两侧发出小分支，并延伸到椎间盘上下终板的软骨下区域。这种血供方式使得结核杆菌容易在此处聚集，并感染椎间盘两侧的软骨下骨，这也是脊柱结核最常见的类型[73]。

37. 脊柱结核有哪些症状，会导致截瘫吗

脊柱结核通常起病隐匿，进展缓慢，临床表现非常多样化，具体症状取决于疾病的严重程度和持续时间、疾病部位以及是否存在脓肿、窦道、畸形和神经功能缺损等并发症。

患者早期可出现全身症状以及背痛、脊柱压痛等局部症状，其中背痛是最常见的症状，在活动期主要由骨骼的炎症引起，疼痛程度与骨破坏的程度成正比。如果疾病进一步发展，随着椎体的逐渐破坏，脊柱变形导致后凸畸形。严重时可导致截瘫，由于脓肿、炎症组织或死骨和不稳定导致的直接压迫是活动期神经受损的常见原因[74]。

结核病导致以淋巴细胞浸润和上皮样细胞为特征的肉芽肿性炎症，最终导致受累组织干酪样坏死，形成冷脓肿。在颈椎，可以表现为咽后脓肿或颈部甚至腋窝肿胀。咽后脓肿可引起吞咽困难、声音嘶哑和呼吸喘鸣。在胸椎，冷脓肿通常表现为梭形椎旁肿胀，可以沿着肋间血管移动并出现胸壁肿胀。腰椎冷脓肿通常表现为腹股沟肿胀，可沿腰大肌向下移动，导致髋关节假性屈曲畸形[75, 76]。

38. 如何预防脊柱结核

脊柱结核多由肺结核病灶转移引起，所以在日常生活中应尽量减少或避免与活动性肺结核患者接触；肺结核是呼吸道传染病，因此要定时开窗换气，保持室内空气流动。外出的时候要做好防护措施，戴好口罩和手套。

结核杆菌是一种条件致病菌，在人体长期处于疲劳状态、体质比较弱的时候容易患病，所以平时要规律作息，保持一个平和健康的心态，加强营养，养成锻炼身体的习惯，这样能够增强人体自身的抵抗力，减少被结核杆菌感染的机会。同时定期体检，争取实现疾病早发现、早治疗。

脊柱结核常继发于肺结核，所以如果患有肺结核，需要尽早彻底治疗，避免结核病灶在体内转移而引起脊柱结核。一旦患有肺结核，要尽早去结核病专科医院进行全程规范的治疗，并且在治疗期间加强营养，避免过度疲劳。待病情稳定后，在医生的指导下进行功能锻炼，减少脊柱结核的发生。

39. 如何早期诊断脊柱结核

早期诊断和及时治疗能够预防永久性神经功能障碍，最大限度地减少脊柱畸形的发生。脊柱 MRI（磁共振成像）是首选的检查方式，在疾病早期，MRI 即可显示出异常信号，能清晰显示软组织受累程度、脓肿扩散和神经受压等情况。增强 MRI 有助于进一步将结核病与其他感染性炎症区分开来。全脊柱筛查有助于识别跳跃性病变。MRI 在评估疗效方面也具有较大价值[77]。

X 线不能发现脊柱结核的早期病变，但仍然是一项筛查工具。在疾病进展期，X 线可以发现椎间盘间隙变窄，也可以评估脊柱后凸畸形和不稳定的程度。60% ～ 70% 的脊柱结核患者同时伴有活动性肺结核，因此胸片检查也是必不可少的[78]。

与 X 线片相比，脊柱 CT（计算机断层扫描）可显示椎体破坏的细节，并且可以帮助确定骨破坏程度、后柱受累、交界处病变、关节受累和区域稳定性[79]。

目前，没有一种影像学检查能够 100% 明确诊断，脊柱结核的诊断基于相关的临床和经典 MRI 影像学表现，通过组织病理学检查可得出最终诊断[80]。

40. 脊柱结核可以治愈吗

早期诊断、早期治疗的患者通常预后较好，因此脊柱结核患者应尽早开始治疗。

单纯性脊柱结核是一种内科疾病，仅通过抗结核药物即可有效控制，异烟肼、利福平和吡嗪酰胺对脊柱结核的有效性已经通过评估，它们对受结核影响的椎骨具有良好的渗透性，大多数脊柱结核患者对药物治疗反应良好。

对于脊柱结核的适当治疗时间没有明确的共识，各种指南建议治疗时间为 6 个月至 18 个月[81]。

在某些严重情况下可能需要手术治疗，例如大脓肿形成、严重后凸畸形、不断发展的神经症状进行性加重、药物治疗效果不佳等。

　　手术治疗的基本原则是充分减压和清创，维持和加强稳定性，矫正畸形或阻止畸形进展。脊柱结核手术时需要考虑患者的年龄、骨病变的位置、内科并发症、后凸畸形的严重程度、受影响的节段数、涉及的脊柱区域以及外科医生的经验，因此手术方案要由医生根据病情来制订[82, 83]。

（柯　涵）

第七章　预防脊柱侧弯致残

41. 什么是脊柱侧弯

脊柱侧弯是指脊柱的一个或数个节段向侧方弯曲或伴有椎体旋转的脊柱三维结构畸形，青春期易发生。处于生长发育高峰期的女性更易患此种疾病，发病率可达男性的 1.54 倍[84]。

正常情况下人的脊椎从后背看呈一条直线。脊柱侧弯是脊柱偏离正常中线产生的畸形，伴随着脊柱的旋转，类似于拧麻花，还会表现为侧面的后突，所以脊柱侧弯患者的脊柱通常是向左或向右弯曲而呈现 C 形或 S 形。

有些脊椎侧弯患者的情况比较稳定，维持在一定的弯曲度不变，而有些人的弯曲度则会随时间日渐增加。青春期由于处于发育高峰，骨骼快速生长，侧弯的程度普遍增大。等到骨骼成熟后，侧弯弧度增加的趋势会明显降低，但也有极少数严重的患者骨骼成熟后角度还会持续恶化。Cobb 角是衡量脊柱侧弯的标准，该角度是指在站立位 X 线片上，侧弯头侧倾斜角度最大的椎体上缘的垂线与侧弯尾侧倾斜角度最大的椎体下缘的垂线所成的交角（图 7-1）。Cobb 角大于等于 10 度就可以诊断脊柱侧弯[85]。

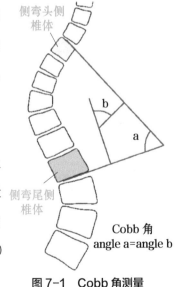

图 7-1　Cobb 角测量

脊柱侧弯按发病原因可分为特发性脊柱侧弯和非特发性脊柱侧弯。特发性脊柱侧弯是指无任何直接关联的原因产生的脊柱侧弯，目前研究认为主要和遗传因素有关，80% 左右的脊柱侧弯为特发性脊柱侧弯，多发生在青少年时期（10 ~ 16 岁）。非特发性脊柱侧弯占 20% 左右，与遗传及生活方式密切相关，特别是以下几项：不正确的坐姿和站姿；营养不良，维生素摄取不够；缺乏运动，肌肉不能够有效支持脊椎；经常使用同一侧的手提重物和单侧背包；由于脊髓灰质炎、神经纤维瘤、脊髓空洞症等导致的肌肉不平衡。

42. 脊柱侧弯会带来哪些危害

凡是脊柱有大于等于 10° 的侧方弯曲即为脊柱侧弯。脊柱侧弯除了影响患者的外形，还可能导致其他组织系统症状[86]。因此应尽早治疗，否则情况糟糕的话就需进行手术。如果对脊柱侧弯放任不管，会带来以下严重后果：

（1）心理障碍。

脊柱侧弯后，由于躯干倾斜、双肩不等高、背部不平可能会导致患者对身体外观、穿衣不满意，还会受到歧视，使心理状态逐渐发生改变，不愿意和别人来往，言语交流减少，学习 / 工作成绩下降，产生自卑心理，可能对人生中各个方面（包括求职就业、婚姻等）造成严重影响。

（2）疼痛。

严重的脊柱侧弯会导致躯干偏移，重心不对称。椎体旋转使单纯侧弯变为侧弯加后凸，导致疼痛，特别是腰背部疼痛、四肢疼痛，甚至出现四肢无力。随着年龄增加，中年以后可能出现退变性的脊柱侧弯，脊柱的变形、增生，会造成椎管狭窄，进而加重疼痛和下肢的症状。

（3）心、肺功能受限。

脊柱侧弯，尤其是胸腰段脊柱侧弯，加之椎体旋转或合并后凸畸形，会导致两侧的胸廓发育不对称，凹侧的胸廓变小，肺发育受到抑制，出现限制性通气障碍、心慌、气促，不能进行剧烈的活动。严重侧弯会出现肺动脉高压、右心功能衰竭甚至死亡。如果是左侧弯，使心脏也受到压迫，心功能受限，射血分数降低，导致全身发育减缓。

（4）脊髓功能障碍。

如不及时治疗，严重的侧弯将会导致脊髓功能受损，脊髓空洞变严重、脊髓受压、脊髓栓系综合征等，甚至会导致下肢瘫痪。一旦发生脊髓不可逆转的损伤，将难以恢复脊髓正常功能。

（5）影响发育和生育。

女孩患上脊柱侧弯会导致双侧乳房发育不均匀、一侧肋骨突出，还会伴随着高低肩和骨盆不正。女性骨盆的倾斜变形，将来怀孕有可能导致胎儿异常发育、分娩异常。

43. 如何早期发现脊柱侧弯

当脊柱侧弯小于10°甚至20°时，如果不用心观察，很容易被忽视。当明显发现问题时，往往已经晚了。所以在日常生活中一定要多加注意，并定期自检，发现问题及时就诊[87]。下面介绍几个在家自测脊柱是否侧弯的简单方法。

（1）站立位"四横一竖"检查法。

脱去上衣和鞋，身体自然站直，双脚并拢，站在后方观察"四横"：①有没有高低肩，双肩是否水平；②两侧肩胛骨是否有一边突出，肩胛骨下角是否水平；③腰窝是否对称；④摸到两侧髂嵴，看骨盆高低是否一样。"一竖"是用中指和食指夹着棘突从颈椎向下画，看是否能画出正常的直线。也可以用一条铅垂线（也可以普通线下方绑一重物），保持铅线垂直，放在后颈部脊椎处，从背后观察铅垂线与脊柱是否吻合。（图7-2）

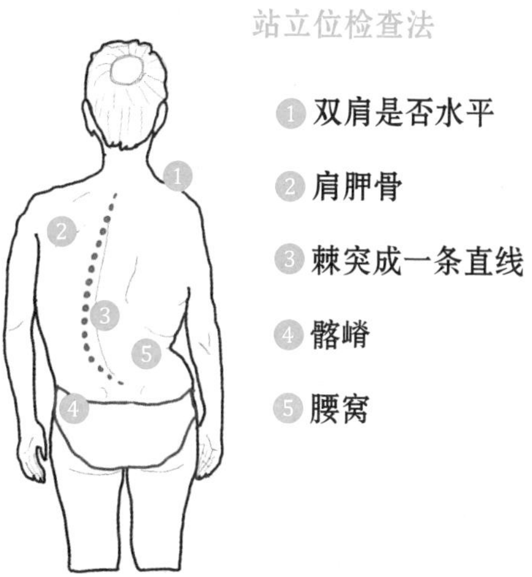

站立位检查法

1 双肩是否水平
2 肩胛骨
3 棘突成一条直线
4 髂嵴
5 腰窝

图7-2　站立位检查法

（2）前屈位检查法。

双脚并拢，双腿伸直，躯干前屈90°，双手自然垂直放松，站在后方观察背部两侧是否对称或有高低不平。如果脊柱有侧弯旋转，会形成"剃刀背"，像驼峰一样的畸形，一侧背部特别高或是歪斜。（图7-3）

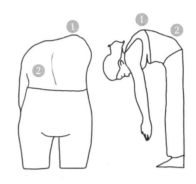

前屈位检查法

剃刀背、驼峰畸形

图7-3　站立位检查法与前屈位检查法

通过上述两种方法自测，如果出现上面任何一种情况，考虑身体存在脊柱侧弯的可能性，一定要及时就医，早诊断、早治疗，从而减轻伤害。

44. 如何预防脊柱侧弯

良好的生活习惯有助于减少非特发性脊柱侧弯的发生。保持正确的坐立姿势，加强腰背肌、腹肌、髂肌及肩部肌肉锻炼，像吊单杠、打篮球、游泳等都是不错的选择。特别要注意早发现、早治疗。

（1）长时间坐于书桌前办公或学习，需要保持正确的坐姿。

调节桌椅至合适高度；头部保持水平，背部维持脊柱正常生理弧度，臀部贴椅背；肩膀放松，双肩等高，前臂保持水平；髋—膝—踝屈曲 90° — 90° — 90°,双脚平放于地面。

（2）选择合适的背包。避免单肩包、手提包，选择双肩书包最适合；书包重量不应超过体重的 15%，较宽的背包带可以分散重力；盆骨腰带以分摊肩膀承担的重力；胸部索带帮助受力，可减少走路时书包的左右摆动；书包重物贴近身体。

（3）睡觉时不要将枕头垫得过高或过低，也不要睡过于柔软的床，尽量在平卧时可以保持脊柱的天然弧度。

（4）选择合适的鞋子。过大的鞋子会让下肢行走不协调，长期如此会加重脊柱的工作压力，出现疼痛。穿鞋底硬或厚的鞋子会使脚底不能很好地感触地面，而增加脊柱的承重力。女孩子穿限制足踝活动的长靴，甚至是高跟、尖跟皮鞋，会加重脊柱尤其是腰部的负担。

（5）正确的站姿。从前 / 后看，通过人体重心的垂直线将身体一分为二，左右两侧对称；从侧面看，双耳、双肩、髋基本处于一条直线，膝关节与踝关节位于直线略后方；头和身体无旋转，脊柱无明显前凸、后凸、侧弯，肩膀和骨盆保持水平。

45. 脊柱侧弯常见的治疗方法有哪些

轻度脊柱侧弯（不超过 20°），属于黄金治疗期，一般可先采取观察监测方式，单纯康复训练就能有比较好的疗效[88]。在家中可以做一些简单的运动来帮助脊柱恢复正位，通过矫正体操，增加腰、腹、臀部的肌肉力量，调整脊柱两侧的肌肉力量使之平衡。靠墙站立训练、不对称爬行、桥式运动、单腿头碰膝运动、抱膝滚动、小燕飞、游泳、扩胸运动（仰卧位）、猫式伸展、茶壶式拉伸等运动。具体的运动方案要咨询医生，根据个人情况加以调整。

中度脊柱侧弯（20°~40°），建议前往医院检查，并询问医生侧弯的程度，根据具体情况进行专业的康复治疗，同时配合支具进行治疗，以防止脊椎继续弯曲。物理疗法，如表面电刺激法，通过电刺激作用于脊柱侧凸侧的肌肉群，使之收缩，产生对脊柱侧凸的矫正力。也可以在医生指导下进行牵引疗法。

严重脊柱侧弯（超过 40°），根据医生指导考虑是否要进行矫正手术，以改善外观及减少不适或姿势性疲劳，并且防止侧弯进一步恶化。如果有呼吸系统症状，可进行呼吸训练，深吸慢呼，提高肺功能指标，增强呼吸肌功能，改善肺通气。

（张　鑫）

第八章　预防脊柱骨质疏松致残

46.什么是脊柱骨质疏松

骨质疏松症是骨量减少，骨密度减低，骨组织微观纤维结构退化，以致骨的脆性、骨折危险性增加的一种进行性骨代谢疾病。

骨质疏松症分为原发性和继发性两大类。原发性骨质疏松症又分为绝经后骨质疏松症（Ⅰ型）、老年性骨质疏松症（Ⅱ型）和特发性骨质疏松（包括青少年型）3种。

绝经后骨质疏松症一般发生在妇女绝经后5~10年内；老年性骨质疏松症一般指老人70岁后发生的骨质疏松；而特发性骨质疏松主要发生在青少年，病因尚不明。继发性骨质疏松症是由疾病或药物等原因所致的骨量减少、骨微结构破坏、骨脆性增加和易于骨折的代谢性骨病。引起继发性骨质疏松症的病因很多，临床上以内分泌代谢疾病、结缔组织疾病、肾脏疾病、消化道疾病和药物所致者多见。该病的特点就是多发于老年人和绝经后妇女，已跃居当今疾病谱中第5名[89]。

脊柱骨质疏松，顾名思义，就是发生在脊柱部位的骨质疏松。在上文提及的各种因素的作用下，脊柱的骨量减少、骨密度减低、骨的脆性增加，从而导致脊柱骨质疏松，最终引起一系列并发症。

47. 脊柱骨质疏松会导致什么后果

骨折是骨质疏松最严重的并发症。骨质疏松性骨折中，髋部和脊柱为多发部位，脊柱的骨质疏松可以导致骨质疏松性椎体压缩骨折，且其发生率约为髋部骨折的 2 倍。

骨质疏松性椎体压缩性骨折（Osteoporotic vertebral body compression fractures，OVCF）可以导致脊柱矢状位序列的失平衡，从而给患者带来严重的脊柱后凸畸形（驼背）以及腰背部的持续性疼痛，部分严重患者可因脊髓受压导致肢体瘫痪。当脊柱压缩性骨折导致的后凸畸形未进行及时治疗而持续进展后，可能会导致患者的胸腔容积减小。且由于该病多发生于老年人，老年人本身的心肺功能就有一些退行改变，加上胸腔的容积由于脊柱畸形而显著减小，会进一步影响患者的呼吸功能和心脏功能，导致胸闷、气短、呼吸困难等症状，进而导致更严重的后果[90]。

当患者的腰椎前凸过度增大时，也可能导致椎管狭窄。如果狭窄未造成椎管内持续性压迫时，大多可表现为无明显症状。狭窄导致椎管持续性压迫严重时可见下肢麻木、酸胀或伴有鞍区感觉减退、排便排尿功能障碍以及下肢感觉与肌力减退等症状。

48. 日常生活中如何早期识别脊柱骨质疏松

定期体检拍摄 X 线片以及进行骨密度测定对于早期识别脊柱骨质疏松来说至关重要。骨质疏松症被世界卫生组织定义为：相对于参考人群，股骨颈骨密度（BMD）下降超过 2.5 个标准差（T 评分 ≤ -2.5）。这种骨密度是通过双 X 线骨密度仪或腰椎和股骨近端的骨密度扫描来测量的。

如果没有条件检查骨密度的话，那么出现以下症状时，则要警惕是否已经出现了脊柱骨质疏松：①疼痛。原发性脊柱骨质疏松最常见的症状是腰背痛，疼痛沿脊柱向两侧扩散，仰卧或坐位时疼痛减轻，直立时后伸或久坐、久站之后疼痛加剧，日间疼痛轻，夜间和清晨醒来时加重，弯腰、肌肉运动、咳嗽时加重，一般在骨量丢失 12% 以上时即可出现骨痛的症状。②身长缩短、驼背。如前所述，脊柱骨质疏松导致椎体压缩骨折之后，脊柱压缩变形、前倾，随着年龄增长，身长缩短、驼背加重。③出现脆性骨折。即轻微外伤（低于身高的坠落、跌倒）或无外伤史，但却有骨折的体征。一旦出现脆性骨折，无论骨密度高低都可诊断为骨质疏松。

另外，以下这些人群属于易患骨质疏松的人群：① 50 岁以上的女性，60 岁以上的男性；② 45 岁以前绝经的妇女；③久坐办公室，缺乏日照、活动的人群；④子宫卵巢切除者；

⑤肾透析患者；⑥糖尿病患者；⑦类风湿、强直性脊柱炎患者；⑧甲状旁腺功能异常、甲状腺功能异常患者；⑨慢性腹泻患者；⑩长期或大量服用激素、抗癫痫药物患者。

同时，我们也可以根据亚洲人群骨质疏松筛查公式（OSTA）进行自测：[体重（单位：千克）-年龄（单位：岁）]×0.2=风险指数（表8-1）。风险指数大于-1时，则表明发生骨质疏松的风险比较低；如果风险指数小于-4，则说明是高风险，需要及时就医咨询；如果风险指数在-4到-1之间，最好也就医咨询一下，看看是否有适合自己的预防方法（表8-1）。该公式建议50岁以上的人每年都自测一遍，以尽早识别是否存在骨质疏松的风险[91~92]。

表8-1 骨质疏松风险表

风险级别	OSTA 指数
低	> -1
中	-4 ~ -1
高	< -4

注：OSTA 指数 =（体重 - 年龄）× 0.2。

49. 如何预防脊柱骨质疏松

脊柱骨质疏松的预防可以从年轻的时候就开始做起。在儿童时期，由于骨骼表面在生长过程中覆盖着比骨骼成熟后更大比例的活性成骨细胞，所以运动在儿童时期特别有效。每天适量运动，能够很好地促进身体对钙元素的吸收，从而使骨骼变得更加强健。此外，在年轻时期，保持一个较高的身体健康水平也会降低晚年发生骨质疏松的风险。

年龄大的人也不是就不需要进行锻炼了，尽管成年人群锻炼对骨量的影响较小，但是对骨量这一微小的改变就是预防骨质疏松的关键因素。一项调查表明，一个持续16周的跳跃训练，可以显著改善绝经前妇女的骨密度[93]，并且就算是简单的散步锻炼，只要能够长期坚持，也能够显著改善骨密度。

从骨质疏松残疾三级预防的角度来说，可以遵从以下几点建议。

一级预防：主要为预防疾病和致残性伤害的发生。应从儿童、青少年做起，合理营养，多食用钙、磷含量丰富的食品，如鱼、虾皮、海带、牛奶、鸡蛋、豆类等；坚持科学的生活方式，不吸烟，不饮酒，少喝咖啡及含碳酸饮料，少吃糖、食盐，多锻炼、晒太阳。

二级预防：一旦患有脊柱骨质疏松，应避免其加重导致残疾。如果发现自己患有骨质疏松，但还未造成残疾，应及时积极地进行早期治疗和预防。平时需要注意饮食，可以多进食牛奶、芝麻、虾皮、黑豆等钙含量高的食物，另外还需要注意补充钙剂以及促进钙吸收的维生素。此外，还需要定期进行骨密度检查，一旦发现骨质疏松加重，需要及时就医治疗，避免因骨质疏松加重而导致残疾。

三级预防：即使脊柱骨质疏松已导致了残疾，也要积极治疗，早期干预，预防残疾发生后出现更严重的残障。脊柱骨质疏松致残的主要原因为骨质疏松性骨折，首先应积极手术治疗，实行坚强的内固定，止痛，早期活动，促进骨生长，遏制骨丢失。其次还需要进行积极的康复治疗，如运动疗法、物理因子治疗以及康复工程治疗等，通过调动残存的功能，逐步提高患者的生活、学习、工作以及参与家庭与社会活动的能力[94,95]。

50. 脊柱骨质疏松压缩性骨折有哪些常见治疗方法

脊柱骨质疏松压缩性骨折有多种治疗方法，选择哪种治疗方法不仅需要评估骨折的性质及程度，还需要对患者本身的健康状况进行评估。

首先是保守治疗，主要为疼痛的对症治疗、抗骨质疏松药物以及患者的充分休息。此种治疗患者不需要佩戴外支撑，但它有其局限性：不能防止骨折移位的恶化，并有后凸畸形愈合、骨折不愈合以及残留疼痛的风险；患者需要长时间卧床休息（腰椎 26 天，胸椎 13 天），然后减少 3 ～ 6 个月的体力活动。另外患者也可以进行佩戴支具的保守治疗，但是仍然存在着骨折移位进展以及骨折不愈合的风险，需要定期拍片以检测病情进展情况。

其次是微创手术治疗，例如椎体骨水泥成形术，这项技术可以通过术中影像学定位控制椎弓根管道插入骨折椎体，然后通过管道向椎体注入骨水泥、球囊或其他植入物。这项技术的优点在于创伤小，而且可以同时治疗多个骨折节段，并且手术可以在局麻下进行，年龄大以及并发症较多不耐受全麻手术的患者也可以进行该项手术。且其镇痛效果迅速，通常情况下患者术后立即就能感觉到疼痛缓解。该手术的并发症主要为骨水泥泄漏，但是大部分的骨水泥泄漏是无症状的。

还有就是后路减压固定融合术治疗，一般对于椎体压缩性骨折合并神经压迫或是脊柱不稳定的患者，则需要采用这种手术方式。同样，个别情况也可能需要前后联合入路（椎体实质性粉碎、不愈合、畸形愈合）进行治疗。在某些情况下，也可以将传统手术与骨水泥成形术结合使用，例如，患有骨质疏松性骨折并伴有神经功能缺损的患者，则需要进行减压、后路固定以及脊柱前柱骨水泥支撑。

总之，治疗方法的选用需要综合各项因素决定，但是在所有这些情况中，患者都应该同时进行抗骨质疏松治疗（如口服药物）[90]。

（刘武博）

第九章 脊柱裂致残的防控

51. 什么是脊柱裂

脊柱裂(Spina bifida)是最常见的先天性神经管发育缺陷，为局限于神经管尾部的先天畸形，具体表现为背侧两个椎弓根未能正常融合而引起的脊柱畸形。

通俗来讲，脊柱裂是指裂开或开放的脊柱，可导致不同程度脊髓神经功能受损及残疾。脊柱裂常常发生于胚胎第一个月内的神经管发育期，因胚胎神经管障碍发生的时机、疾病表型不同，脊柱裂严重程度也不同，主要体现在开口大小、位置、亚型等方面。脊柱裂可发生在脊柱所有节段，常见于腰骶椎和下胸椎。致病因素主要有叶酸缺乏或代谢异常、病毒感染、药物、糖尿病、肥胖、遗传或基因变异等因素。全世界新生儿神经管畸形发病率为 0.06% ~ 0.6%，每年新发约 300000 例 [96, 97]。

根据局部流行病学调查资料分析，我国脊柱裂发病率可能远高于欧美国家，估计新生儿发病率约为 1/1000，累计脊柱裂患者超过 400 万人 [98]。脊柱裂病程时间长、治疗和康复困难，给患者身心和经济上带来很大负担；如果并发脑积水，还可能危及生命。

脊柱裂患者是非常特殊、非常苦难的一个群体，他们的生存状态亟须改善，需要大家及社会的共同努力来帮助他们。同时加强残疾预防工作，搞好孕检服务、新生儿残疾筛查等宣传教育活动，调动各界力量共同搞好残疾预防。

52. 脊柱裂的分类及临床表现是什么

根据解剖学特点，脊柱裂分为显性脊柱裂和隐性脊柱裂两种，前者有椎管内容物的膨出（也称囊性脊柱裂），后者则没有 [99]。其中，显性脊柱裂可分为脊髓栓系综合征、脊髓外翻、脊膜膨出、脊髓脊膜膨出等。相对来说，隐性脊柱裂患者一般症状较轻，或者多数患者一生无明显症状，不发病。此外，有学者根据是否有神经组织外露、脑脊液漏，将脊柱裂分为开放性脊柱裂和闭合性脊柱裂，开放性脊柱裂是指神经基板外露、脑脊液漏；反之，则称为闭合性脊柱裂。

临床表现如下：

（1）异常皮征。

患儿出生时存在异常皮征是患儿家长和医护人员最容易发现的临床表现。显性脊柱裂患儿背部有明显凸起的赘物或包块，或呈小尾巴状。其多发生在腰或骶尾部，少数患儿病灶位置较高，可见于颈胸段。隐性脊柱裂患儿病灶部位无凸起包块，只有一个小凹陷，一撮类似胎发的毛，或是一颗色素痣，再或者外观无明显异常。

（2）大小便障碍。

包括便秘、遗尿、排便排尿困难、尿频尿急尿不尽等。

（3）下肢症状。

下肢麻木无力，足踝畸形，甚至整个下肢感觉运动功能障碍、萎缩，变细短小、畸形，直至瘫痪。瘫痪的程度主要取决于脊柱裂开口的位置。如果开口较低，受累的神经较少，则瘫痪较轻；如果开口较高，则瘫痪较重。

（4）伴随畸形。

脊柱侧弯、先天性髋脱位、脑积水性头颅增大、Chiari（基亚里）畸形等。开放性脊柱裂和巨大囊性脊柱裂常伴有脑积水和 Chiari 畸形[100]。

（5）并发症。

神经源性膀胱、神经源性直肠、下肢畸形（马蹄内翻足等）、脊柱侧弯、皮肤压疮及溃疡、骨髓炎等。

53. 如何早期识别隐性脊柱裂，哪些症状出现意味着疾病加重了

早期诊断对于先天性脊柱裂的治疗十分重要。随着产前诊断技术的发展，通过超声、羊水甲胎蛋白和母体血清等检查方法诊断脊柱裂的准确率逐渐提高，但是对一些无膨出的隐性脊柱裂仍存在较高的漏诊率[101]。

目前，产前超声一般在孕 18～22 周对胎儿脊柱进行评价，有研究发现，超声对神经管畸形诊断的敏感性为93.1%，对先天性脊柱裂诊断的敏感性为 75.5%[102]。

有研究表明，高频超声在观察孕晚期脊髓的正常变异、脊髓圆锥位置和脊髓病变上比较准确，但由于胎儿在子宫内位置的可变性、高频超声穿透力较差以及母体肥胖等因素的影响，该技术在临床上的推广与应用仍需进一步探索。

一旦通过以上检查怀疑胎儿存在脊柱裂，应该立即行磁共振检查。磁共振成像对胎儿神经管畸形的诊断准确率明显高于超声，可以全面观察脊柱裂的形态及脊髓的病变情况[103,104]。

如果隐性脊柱裂患者出现下肢乏力、麻木、肌肉萎缩、遗尿、大便干燥等症状，往往意味着疾病有所加重。患者症状进一步加重还可出现马蹄内翻足畸形、尿失禁、尿潴留、下肢瘫痪、感觉消失、下肢发凉、骶部溃烂，个别患者上肢

也有症状。原则上，脊柱裂患者出现轻微症状就应采取手术治疗，防止症状进一步加重。

54. 脊柱裂的治疗策略及预后情况有哪些

活产的开放性脊柱裂（脊髓脊膜膨出）患儿，需要在 48 小时内手术，修复缺损的脊柱和皮肤；虽然不一定能够改善神经症状，但能预防外露的神经组织干燥变性及脑脊液感染而防止病情进一步恶化，手术时机延迟则可出现脑膜炎、脑室炎，治疗更为困难。

闭合性脊柱裂（脊膜膨出）患儿，也需要将突出的脊膜修复。无症状者宜在出生 3 个月内手术，有脊髓栓系综合征症状者则应尽早手术；磁共振成像显示有脊髓空洞时应被视为有症状者；对于膨出囊囊壁较薄的显性脊柱裂，因膨出囊在短期内可能明显增大而牵拉脊髓神经根，亦应尽早手术，通过手术大部分患儿能改善症状，延缓病情发展，减少并发症[96]。

针对上述几个核心病理改变（脊髓栓系综合征、包块、神经发育不良）给予神经外科治疗，彻底松解脊髓栓系综合征、切除膨出的包块，以阻止神经损害进一步加重，之后还应该积极预防和处理脊柱裂并发症和后遗症，包括神经源性膀胱、肾积水、神经源性直肠、下肢功能障碍及畸形、脊柱侧弯、脑积水等；上述治疗涉及的学科有神经外科、泌尿外科、矫形外科、脊柱外科、理疗康复科、消化科、整形修复科等。因此，倡导多学科合作诊治，最大可能地帮助患儿恢复正常的神经功能[105]。

经过外科手术后的患儿或多或少将遗留四大问题：脑积

水、运动麻痹、感觉麻痹、膀胱直肠障碍，这些遗留的问题将继续影响患儿的身心发育和成长。多维度的康复治疗是改善患儿生活质量，促进身心健康发展的关键。具体为步行、移动方法的确定，排泄处理的自立，给予适当教育场所，提高其生存治疗和社会适应能力，以及社会机构、体制的完善与改革[106]。

55. 孕产妇如何预防及降低脊柱裂胎儿的发生率

大量研究证明，包括脊柱裂在内的神经管畸形发生的重要原因是妊娠早期孕妇体内缺乏叶酸。所以打算生育的妇女从孕前至少3个月开始，每日服用一片（含0.4毫克叶酸）叶酸片，直到妊娠满1个月或更长时间，可以预防70%以上的脊柱裂病例。

叶酸是一种维生素，人体不能合成，只能从饮食中摄取。怀孕早期是胎儿器官系统分化、胎盘形成的关键时期，细胞生长、分裂十分旺盛，对叶酸的需求量大。因此，孕妇从饮食中获取的叶酸不够，需要适量额外补充叶酸，以满足孕妇和胎儿正常发育的需要。

胎儿的神经管在受孕后28天内就已形成，此时，许多妇女可能还不知道自己已经怀孕。如果等知道怀孕了再服用叶酸，就起不到预防脊柱裂等神经管畸形的作用了。所以一定要从打算怀孕或有可能怀孕的时候就开始服用叶酸，这样才能有效预防脊柱裂患儿的出现。此外，研究发现，小分子肌醇能降低叶酸预防无效的小鼠神经管缺陷发生率，对脊柱裂高危人群孕期补充肌醇也可预防脊柱裂发生[107]。

（潘韵竹）

第十章　预防脊柱肿瘤致残

56. 脊柱也会长肿瘤吗

脊柱肿瘤相对于身体其他部位的肿瘤较为少见，但随着人口老龄化以及生活环境的改变，脊柱肿瘤的发病率也呈现出逐年增长的趋势。

脊柱肿瘤的一大特点是其类别多样，既有脊柱原发性肿瘤也有身体其他部位的转移性肿瘤，而且每一类别的脊柱肿瘤都有不一样的发病特点以及治疗手段，所以想要预防脊柱肿瘤，得先从了解脊柱肿瘤开始。

脊柱肿瘤分类的方法较多，可以根据其受累节段、病灶所在的脊柱部位及肿瘤的细胞组织来源对其进行区分，但通常会根据其生物学行为分为三类：脊柱原发性良性肿瘤、脊柱原发性恶性肿瘤、脊柱恶性转移瘤。

（1）脊柱原发性良性肿瘤。

多见于儿童和青少年，常破坏正常脊柱的骨结构，但不会侵袭脊柱周围组织，常见的有脊柱血管瘤、脊柱骨样骨瘤、脊柱动脉骨囊肿，其中部分发展缓慢的脊柱原发性良性肿瘤，未出现症状时暂不需要治疗，只需要定期复查。

（2）脊柱原发性恶性肿瘤。

同样也常见于儿童及青少年，其不仅对椎骨有广泛的破坏作用，还可以累及其他组织，其多为脊柱脊索瘤、脊柱骨肉瘤、脊柱恶性骨巨细胞瘤等。侵袭部位常以胸椎为主，其次为腰椎、颈椎。

（3）脊柱恶性转移瘤。

指原发于某器官的恶性肿瘤，通过血液循环或淋巴系统，最终转移至脊柱所产生的继发性肿瘤。对许多因肿瘤死亡的患者进行尸检时发现，高达30%的病例已经发生脊柱的转移。尤其在老年人中比较常见，同时这也是肿瘤的高发年龄段，常继发于乳腺癌、肺癌、肾癌、消化道肿瘤等原发性肿瘤。[108]

57. 脊柱肿瘤的临床表现有哪些

（1）疼痛。

腰背部疼痛往往是脊柱肿瘤患者初诊时的唯一症状。这种疼痛是由肿瘤侵犯周围组织造成组织内压力增高或肿瘤牵张椎体的骨膜所致，所以有肿瘤既往史和家族史的人群一定要特别注意此类疼痛，这可能不是"简单"的腰背疼。

（2）神经功能障碍。

一些脊柱肿瘤除了会引起疼痛以外，还会突破肿瘤生长部位的骨皮质，压迫或侵入相邻的神经根和脊髓，导致运动功能下降、感觉异常和大小便障碍等神经功能障碍，严重者可导致生活自理能力下降，甚至残疾。

（3）局部肿块。

以局部肿块为首发症状的脊柱肿瘤很少见，这是因为脊柱肿瘤多发生在椎体内部，而椎体的位置比较深，所以除非肿瘤长得非常大或者是长在脊柱后方附件的肿瘤，否则很难在体表发现。

（4）脊柱畸形。

脊柱肿瘤导致的脊柱畸形并不少见，主要是由于脊柱肿瘤对椎体结构的破坏，或脊柱肿瘤对周围组织的刺激，造成一种痉挛性的反应。

58. 发现脊柱肿瘤的手段有哪些

（1）影像学检查。

影像学检查是诊断脊柱肿瘤最重要的手段，完善影像学检查不仅能让医生对其进行全面的了解，而且对于制定相关的治疗策略也是必不可少的，例如根据脊柱肿瘤的部位、范围及周围软组织的侵犯程度来制订初步的手术方案。常用的影像学检查如下。

脊柱 X 线：脊柱肿瘤诊断中最常规的手段，可以观察脊柱整体的形态以及有无明显的骨质改变，且易于实施，方便开展。脊柱 X 线检查的缺点是细小结构显像不清晰、敏感性低，在肿瘤对椎体骨质进行破坏的早期很难发现其存在。

脊柱 CT：目前所有影像检查技术中对骨性结构辨别最清晰的一项，可以细致地观察骨质破坏的情况以及肿瘤的数量和大小，为以后的治疗方案提供重要的依据。脊柱 CT 检查的缺点是拍摄时放射剂量高，且容易受到金属内植物的影响，对软组织的成像没有核磁清晰。

脊柱核磁：对肿瘤拥有较高的敏感性，一旦肿瘤大于 3 毫米，就可以从核磁上观察到，同时对于观察肿瘤侵犯周围软组织和压迫脊髓的情况拥有其独特的优势。

全身骨扫描：通过检测骨组织放射性核素摄取来判断骨肿瘤代谢水平的影像学检查，可在 X 线发现肿瘤前 18 个月就检测出病灶。其优势在于对全身骨骼进行扫描，对于成骨性的骨肿瘤具有高敏感性，但肿瘤如果破坏骨质多而成骨较少，那么结果有可能会呈现出阴性[108]。

PET-CT（正电子发射计算机断层显像）：可以对脊柱肿瘤以及全身其他脏器代谢情况进行观察，为不明原因的转移性肿瘤寻找原发病灶。

（2）实验室检查。

一些具有特殊性质的脊柱肿瘤会使身体的某些化验指标发生改变，有助于判断肿瘤的性质，例如：碱性磷酸酶的升高可能提示为成骨性的肿瘤，恶性溶骨性的脊柱肿瘤会使血或尿中的钙升高，酸性磷酸酶的升高提示前列腺癌骨转移；

而尿液本－周氏蛋白异常提示骨髓瘤。

（3）组织穿刺活检和病理学检查。

根据临床表现、体征和影像学检查能够对脊柱肿瘤有大致的临床诊断，但是无法获得精确的组织学诊断，而往往组织学上的诊断才是明确脊柱肿瘤诊断的"金标准"。如果患者符合穿刺活检术应用的适应证，可以在超声或透视引导下，将活检用的穿刺针经皮插至肿瘤部位，取下一小部分肿瘤组织送病理学检查，以获取确切的诊断。

59. 如何预防脊柱肿瘤

脊柱肿瘤的发病从宏观角度看与个人生活的环境和习惯相关，从微观角度看与自身的基因也有着密切的联系，所以无法从单一的角度来预防脊柱肿瘤的发生。但同任何其他肿瘤一样，脊柱肿瘤的早发现、早诊断、早治疗对于改善其预后是非常重要的。参照世界卫生组织推荐的肿瘤三级预防措施，提出以下建议：

（1）养成良好的生活习惯，倡导健康的生活方式，减少致癌因素，例如不抽烟、不酗酒、不吃高热量食物。

（2）加强体育锻炼，增强体质，提高对疾病的抵抗力。

（3）减少身体受到的辐射剂量，尤其是对处于骨骼生长发育活跃期的青少年。

（4）关注自己和家人的健康状况。对于原因不明的背部疼痛等身体异常"信号"，如果长时间未自行缓解或经对症治疗后效果不佳，则应及时到医院就诊，以免耽误治疗的最佳时机。

（5）对于有家族遗传史或者工作环境有诱发肿瘤的高风险人群一定要定期体检，重视原发肿瘤的癌前病变。

60. 脊柱肿瘤治疗方法有哪些

对于脊柱原发性肿瘤，无论良性还是恶性，只要出现了临床症状，通常都需要外科手术进行干预。手术的目的是尽可能彻底切除病灶，改善症状；对于肿瘤已压迫脊髓或神经根的患者，通过手术还可解除压迫，提高生活质量，甚至延长生存期。脊柱原发性肿瘤也有复发的可能，其原因与很多因素有关，包括肿瘤的病理类型、发生部位以及手术切除的难易性。相对来说，良性肿瘤的复发风险小，恶性、病理类型差的原发性脊柱肿瘤复发的概率大；肿瘤如果十分靠近神经、大血管等重要毗邻部位，或与周围组织界限不清，就很难做到完整彻底的切除，复发的可能性就会增加。所以对于原发性脊柱肿瘤术后的患者来说，切除并不代表根治，需要定期复查和随访。

对于脊柱转移性肿瘤，一旦发现就意味着是肿瘤晚期，因此其预后通常较差，治疗原则一般取决于原发肿瘤的性质以及脊柱转移肿瘤的部位、数量等因素。脊柱转移性肿瘤的手术通常可分为较为彻底的肿瘤切除手术和姑息性手术。如果脊柱转移肿瘤累及的椎体数量少、范围小，可以采取较为积极的手术治疗策略，通过尽量彻底地切除脊柱病灶，缓解或消除脊柱肿瘤所带来的严重疼痛感，改善神经功能，极大地提高患者的生活质量，甚至延长生存期。如果脊柱转移性肿瘤累及的椎体数量多，病灶广泛，手术无法做到彻底切除，此时应将治疗的重点放在治疗原发肿瘤和改善脊柱肿瘤症状上，通过放疗、化疗、免疫治疗等手段，对原发和转移性病灶同时进行治疗，从而提高患者的预期寿命[109]；通过使用止痛药、佩戴支具减轻脊柱压力等手段，尽量减少患者的痛苦；如果患者有强烈的手术意愿，在仔细权衡利弊后，可以考虑行姑息性手术，此时，此类手术的原则是通过较小的代价换取相对较大的益处，尽量改善患者的生活质量。

　　总的来说，脊柱肿瘤大多不是"善茬"，因为其毗邻着重要的神经结构，一旦产生症状，如果得不到及时的治疗，将可能造成严重的后果。所以怀疑脊柱肿瘤的患者，应及时去医院就诊。

（陈　超　吴洪锦）

参考文献

[1] 中医世家网. 中医基础理论 [EB/OL]. [2023-05-06]. http://zysj.com. cn/lilunshuji/jichulilun/44-1-2.html.

[2] Treleaven J,Takasaki H. Characteristics of visual disturbances reported by subjects with neck pain. Man Ther 2014;19:203-207.

[3] 胥少汀，葛宝丰，徐印坎. 实用骨科学 [M]. 第四版. 北京：人民军医出版社，1999.

[4] 周天健，李建军. 脊柱脊髓损伤现代康复与治疗 [M]. 北京：人民卫生出版社.2006.

[5] 申斌，于川. "治未病" 思想防治颈型颈椎病中医外治法应用探讨 [J]. 中医外治杂志,2019，28（4）：59.

[6] Palmgren PJ, Sandstrom PJ, Lundqvist FJ, et al. Improvement after chiropractic care in cervicocephalic kinesthetic sensibility and subjective pain intensity in patients with non-traumatic chronic neck pain. J Manipulative Physiol Ther, 2006,29:100-106.

[7] Reid SA, Callister R, Katekar MG, et al. Effects of cervical spine manual therapy on range of motion, head repositioning, and balance in participants with cervicogenic dizziness: a randomized controlled trial. Arch Phys Med Rehabil 2014;95:1603-1612.

[8] Yang Lee B, Kim C. Changes in Proprioception and Pain in patients with neck Pain after upper thoracic manipulation.Phys Ther Sci 2015;27:795-798.

[9] Treleaven Peterson G, Ludvigsson ML, et al. Balance, dizziness and proprioception in Patients with chronic whiplash associated disorders complaining of dizziness: a Prospective randomized study comparing three exercise Programs. Man Ther 2016;22:122-130.

[10] Bracher ES, Almeida CI, Almeida RR, et al,A combined approach for the treatment of cervical vertigo.J Manipulative Physiol Ther 2000;23:96-100.

[11] Jull G, Falla D, Treleaven J, et al. Retraining cervical joint Position sense: the effect of two exercise regimes，J Orthop Res 2007;25:404-412.

[12] Stapley PJ Beretta MV, Dalla Toffola E, et al. Neck muscle fatigue and postural control in patients with whiplash injury，Clin Neurophysiol 2006;47:610-622.

[13] Fattori B, Borsari C, Vannucci G, et al. Acupuncture treatment for balance disorders following whiplash injury，Acupunct Electrother Res 1996;21:207-217.

[14] Reid SA，Callister R，Snodgrass SJ，et al, Manual therapy for cervicogenic dizziness: long-term outcomes of a randomised trial, Man Ther 2015;20:148-156.

[15] Malmstrom EM，Karlberg M, Melander A, et al. Cervicogenic dizziness - musculoskeletal findings before and after treatment and long-term outcome. Disabil Rehabil 2007;29:1193-1205.

[16] Reid SA, Rivett DA, Katekar MG, et al. Comparison of Mulligan sustained natural apophyseal glides and Maitland mobilizations fortreatment of cervicogenic dizziness: a randomized controlled trial, Phys Ther 2014;94:466-476.

[17] 关骅，张光铂.中国骨科康复学 [M].北京：人民军医出版社，2011.

[18] 洪毅，海涌，李建军.脊柱康复医学 [M].北京：人民军医出版社，2011.

[19] 吕振，白金柱．基于 McKenzie 技术的腰椎运动链训练应用于腰椎间孔镜术后分期康复的前瞻性研究 [J]. 中国组织工程研究，2021，25(9):1398-1403.

[20] 周仲英．中医内科学 [M]. 北京：中国中医药出版社，2006.

[21] 孙树椿，孙之镐．临床骨伤科学 [M]. 北京：人民卫生出版社，2006.

[22] 刘昭纯，郭海英．中医康复学 [M]. 北京：中国中医药出版社，2009.

[23] 沈峥嵘，王勇，吴哲．非特异性下腰痛评估量表、发病机制及诊疗的研究进展 [J]. 中国临床医生杂志，2017, 45(08): 16-19.

[24] 李佩芳，聂涌，陈佳丽，等．表面肌电及其生物反馈在下腰痛中的应用进展 [J]. 中国修复重建外科杂志，2017,31(4): 504-507.

[25] T D, G J, J O, et al. The global burden of occupationally related low back pain: estimates from the Global Burden of Disease 2010 study [J]. Annals of the rheumatic diseases, 2014, 73(6): 975-981.

[26] Factors defining care-seeking in low back pain - A meta-analysis of population based surveys. Ferreira ML, Machado G, Latimer J, Maher C, Ferreira PH, Smeets RJ. Eur J Pain 2009 Dec 23. (Epub ahead of print) [J]. The Spine Journal, 2010, 10(6).

[27] S B, P C, R L, et al. The role of paraspinal muscle spindles in lumbosacral position sense in individuals with and without low back pain [J]. Spine, 2000, 25(8): 989-994.

[28] A R, J C, GK P, et al. Impaired postural control of the lumbar spine is associated with delayed muscle response times in patients with chronic idiopathic low back pain [J]. Spine, 2001, 26(7): 724-730.

[29] E G, E H. Theoretical stress analysis in wrist joint--neutral position and functional position [J]. Journal of hand surgery (Edinburgh, Scotland), 2000, 25(3): 292-295.

[30] 王健, 方红光, KANKAANPAA M. 基于表面肌电信号变化的慢性下背痛诊断和运动疗效评价 [J]. 航天医学与医学工程, 2005, 18(4): 287-292.

[31] AC S, CN A, R D, et al. The prevalence and clinical features of internal disc disruption in patients with chronic low back pain [J]. Spine, 1995, 20(17): 1878-1883.

[32] RP J, T P, C H, et al. Pelvic lordosis and alignment in spondylolisthesis [J]. Spine, 2003, 28(2): 151-160.

[33] T P, AK B, S V, et al. A systematic review of psychological factors as predictors of chronicity/disability in prospective cohorts of low back pain [J]. Spine, 2002, 27(5): E109-120.

[34] D K, DC C, KJ S, et al. Lessons from a trial of acupuncture and massage for low back pain: patient expectations and treatment effects [J]. Spine, 2001, 26(13): 1418-1424.

[35] H M, K T, H K, et al. Does a viral infection cause complex regional pain syndrome? [J]. Acupuncture & electro-therapeutics research, 2003, 28: 183-192.

[36] RW M, SM H, SH S, et al. Meteorological conditions and self-report of low back pain [J]. Spine, 1998, 23(19): 2096-2102; discussion 103.

[37] Qureshi R, Puvanesarajah V, Jain A, et al. Perioperative Management of Blood Loss in Spine Surgery [J]. Clin Spine Surg, 2017, 30(9): 383-388.

[38] Folly D C T. Low back pain and sciatica in over 16s: assessment and management NICE Guideline [NG59] [J]. Journal of physiotherapy, 2017, 63(2).

[39] Mrs, Btc, Ja WJ, et al. Spinal manipulative therapy for acute low-back pain [J]. The Cochrane database of systematic reviews, 2012, (9).

[40] 徐志为，刘建航. 推拿手法作用机制的研究进展 [J]. 湖南中医杂志, 2014, 30(06): 185-187.

[41] 不二夫伊. 日本腰痛研究会杂志, 1995, 1(1): 57-66.

[42] Sadil VF. Maitland's Vertebral Manipulation [J]. Focus on Alternative and Complementary Therapies，2002，7(1): 70-76.

[43] IC S, RH W, PP G, et al. What factors explain the number of physical therapy treatment sessions in patients referred with low back pain; a multilevel analysis [J]. BMC health services research, 2005, 5: 74.

[44] 周涛，邱宗忠，杨希军. 下腰痛运动疗法的应用进展 [J]. 体育科技文献通报, 2012, 20(04): 125-128.

[45] 陈禹成. 正骨推拿结合刺络放血治疗慢性非特异性腰痛疗效观察 [J]. 实用中医药杂志，2015, 31(04): 327-328.

[46] R C, A Q, V S, et al. Diagnosis and treatment of low back pain: a joint clinical practice guideline from the American College of Physicians and the American Pain Society [J]. Annals of internal medicine, 2007, 147(7): 478-491.

[47] ET M, RW O, L N, et al. Radiofrequency denervation for chronic low back pain [J]. The Cochrane database of systematic reviews, 2015, (10): CD008572.

[48] R C. In the clinic. Low back pain [J]. Annals of internal medicine,

2014, 160(11): ITC6-10.

[49] M B, S A, L M. Misinterpretation of evidence synthesis and ASIPP guidelines by Chou [J]. Pain medicine (Malden, Mass), 2009, 10(2): 422-4; author reply 5-7.

[50] 罗春，王宁华 . 腰痛患者姿势稳定性的研究进展 [J]. 中国康复医学杂志 , 2008, (01): 90-93.

[51] 王雪强，陈佩杰 . 腰痛常见不良姿势及其运动疗法 [J]. 中国疼痛医学杂志 , 2014, 20(10): 748-751.

[52] TC H, CB D M, J S, et al. Patients' expectations of acute low back pain management: implications for evidence uptake [J]. BMC family practice, 2013, 14: 7.

[53] Liu, H., et al., The changing demographics of traumatic spinal cord injury in Beijing, China: a single-centre report of 2448 cases over 7 years. 2020(33):1-8.

[54] James and Spencer, Global, regional, and national burden of traumatic brain injury and spinal cord injury, 1990-2016.

[55] 周天健，李建军 . 脊柱脊髓损伤现代康复与治疗 [M]. 北京：人民卫生出版社 ,2006.

[56] 王方永，李建军 . 脊髓损伤神经学分类国际标准 (ASIA 2011 版) 最新修订及标准解读 [J]. 中国康复理论与实践，2012, 18(8):4.

[57] 刘宏炜，李建军，杜良杰，等 . 老年人创伤性脊髓损伤研究进展 [J]. 中国康复理论与实践 , 2020, 26(2):6.

[58] H Liu, Liu J, Shen M, et al. The changing demographics of traumatic spinal cord injury in Beijing, China: a single-centre report of 2448 cases over 7 years[J]. Spinal Cord, 2020(33):1-8.

[59] 李建军，杨明亮，杨德刚，等."创伤性脊柱脊髓损伤评估、治疗与康复"专家共识 [J]. 中国康复理论与实践 ,2017,23(03):274-287.

[60] 廖利民，吴娟，鞠彦合，等. 脊髓损伤患者泌尿系管理与临床康复指南 [J]. 中国康复理论与实践 ,2013,19(04):301-317.

[61] Johns J, Krogh K,et al. Management of Neurogenic Bowel Dysfunction in Adults after Spinal Cord Injury: Clinical Practice Guideline for Health Care Providers. Top Spinal Cord Inj Rehabil. 2021 Spring;27(2):75-151. doi: 10.46292/sci2702-75. Epub 2021 May 24. PMID: 34108835; PMCID: PMC8152174.

[62] Powell A, Davidson L. Pediatric spinal cord injury: a review by organ system. Phys Med Rehabil Clin N Am. 2015 Feb;26(1):109-32. doi: 10.1016/j.pmr.2014.09.002. PMID: 25479784.

[63] Devivo MJ. Epidemiology of traumatic spinal cord injury: trends and future implications. Spinal Cord. 2012 May;50(5):365-72. doi: 10.1038/sc.2011.178. Epub 2012 Jan 24. PMID: 22270188.

[64] 中华医学会风湿病学分会 . 强直性脊柱炎诊断及治疗指南 [J]. 中华风湿病学杂志 ,2010(8).DOI:10.3760/cma.j.issn. 1007-7480.2010.08.012.

[65] 刘越，赵艳梅，夏群. 强直性脊柱炎的诊断与治疗进展 [J]. 中国矫形外科杂志 ,2015(3). DOI:10.3977/j.issn.1005-8478.2015.03.09.

[66] 宋雨晴、陈红. 强直性脊柱炎患者康复护理的研究进展 [J]. 中华护理杂志 ,2016(10).DOI:10.3761/j.issn.0254-1769.2016.10.017.

[67] 周亚美，茹晋丽，赵华明. 运动疗法在强直性脊柱炎治疗中的应用 [J]. 中国康复理论与实践，2013(12).DOI:10.3969/j.issn. 1006-9771.2013.12.013.

[68] Sieper J, Braun J. Ankylosing spondylitis: in clinical practice[M]. Springer Science & Business Media, 2010.

[69] Braun J, Sieper J. Ankylosing spondylitis[J]. The Lancet, 2007, 369(9570): 1379-1390.

[70] Linden S V D, Valkenburg H A, Cats A. Evaluation of diagnostic criteria for ankylosing spondylitis[J]. Arthritis & Rheumatism, 1984, 27(4): 361-368.

[71] Kulchavenya E. Extrapulmonary tuberculosis: are statistical reports accurate? Ther Adv Infect Dis.2014;2:61–70.

[72] Schirmer P, Renault CA, Holodniy M. Is spinal tuberculosis contagious? Int J Infect Dis.2010;14:e659–e666.

[73] Rasouli MR, Mirkoohi M, Vaccaro AR, Yarandi KK, Rahimi-Movaghar V. Spinal tuberculosis: diagnosis and management. Asian Spine J.2012;6:294–308.

[74] Wibaux C, Moafo-Tiatsop M, Andrei I, et al. Changes in the incidence and management of spinal tuberculosis in a French university hospital rheumatology department from 1966 to 2010. Joint Bone Spine.2013;80:516–519.

[75] Su SH, Tsai WC, Lin CY, et al. Clinical features and outcomes of spinal tuberculosis in southern Taiwan. J Microbiol Immunol Infect.2010;43:291–300.

[76] Rajasekaran S, Kanna RM, Shetty AJ. Pathophysiology and treatment of spinal tuberculosis. JBJS Rev.2014;2.

[77] de Souza CG, Gasparetto EL, Marchiori E, Bahia PRV. Pyogenic and tuberculous discitis: magnetic resonance imaging findings for

differential diagnosis. Radiol Bras.2013;46:173–177.

[78] Dharmalingam M. Tuberculosis of the spine-the Sabah experience. Epidemiology, treatment and results. Tuberculosis (Edinb).2004;84:24–28.

[79] Sinan T, Al-Khawari H, Ismail M, Ben-Nakhi A, Sheikh M. Spinal tuberculosis: CT and MRI feature. Ann Saudi Med.2004;24:437–441.

[80] Rajasekaran S, Jain AK, Shetty AP, Kanna RM, eds. Investigations for spinal tuberculosis: Spinal Infections and Trauma. New Delhi, India; Jaypee Brothers Medical;2011:83–89.

[81] Valsalan R, Purushothaman R, Raveendran M, Zacharia B, Surendran S. Efficacy of directly observed treatment short-course intermittent regimen in spinal tuberculosis. Indian J Orthop.2012;46:138–144.

[82] Rezai AR, Lee M, Cooper PR, et al. Modern management of spinal tuberculosis. Neurosurgery.1995;36:87–98.

[83] Liu P, Zhu Q, Jiang J. Distribution of three antituberculous drugs and their metabolites in different parts of pathological vertebrae with spinal tuberculosis. Spine.2011;36:E1290–5.

[84] Zhang H, Guo C, Tang M, et al. Prevalence of scoliosis among primary and middle school students in Mainland China: a systematic review and Meta-analysis[J]. Spine (Phila Pa 1976),2015,40(1):41-49.

[85] Horne JP, Flannery R, Usman S. Adolescent idiopathic scoliosis: diagnosis and management[J]. Am Fam Physic,2014,89(3): 193-198.

[86] 杨润,任艳,李志贵,等.青少年特发性脊柱侧弯的研究现状[J]. 光明中医,2022,37(02):342-345.

[87] 马军.《儿童青少年脊柱弯曲异常防控技术指南》解读[J/OL]. 中

国学校卫生 :1-7[2022-02-24].DOI:10.16835/j.cnki.1000-9817.2022. 02.002.

[88] 李新怡 , 刘海燕 . 不同康复方法对青少年脊柱侧弯影响进展研究 [J]. 当代体育科技 ,2021,11(30):19-21.DOI:10.16655/j.cnki. 2095-2813.2103-1579-3015.

[89] 于江涛 , 杨鹄祥 . 保守治疗老年骨质疏松椎体压缩性骨折研究进展 [J]. 辽宁中医药大学学报 ,2017,19(10):103-105.DOI:10.13194/j.issn. 1673-842x.2017.10.031.

[90] Prost S, Pesenti S, Fuentes S, et al. Treatment of osteoporotic vertebral fractures. Orthop Traumatol Surg Res. 2021 Feb;107(1S):102779. doi: 10.1016/j.otsr.2020.102779. Epub 2020 Dec 13. PMID: 33321233.

[91] Cai S, Yu H, Li Y, et al. Bone mineral density measurement combined with vertebral fracture assessment increases diagnosis of osteoporosis in postmenopausal women. Skeletal Radiol. 2020 Feb;49(2):273-280. doi: 10.1007/s00256-019-03280-3. Epub 2019 Jul 27. PMID: 31352490.

[92] Fan Z, Li X, Zhang X, et al. Comparison of OSTA, FRAX and BMI for Predicting Postmenopausal Osteoporosis in a Han Population in Beijing: A Cross Sectional Study. Clin Interv Aging. 2020 Jul 17;15:1171-1180. doi: 10.2147/CIA.S257166. PMID: 32764904; PMCID: PMC7381824.

[93] Tucker LA, Strong JE, LeCheminant JD, et al. Effect of two jumping programs on hip bone mineral density in premenopausal women: a randomized controlled trial. Am J Health Promot. 2015;29:158–164.

[94] Morris HA. Osteoporosis prevention-a worthy and achievable strategy. Nutrients. 2010 Oct;2(10):1073-4. doi: 10.3390/nu2101073. Epub 2010

Oct 20. PMID: 22253997; PMCID: PMC3257616.

[95] Kerschan-Schindl K. Prevention and rehabilitation of osteoporosis. Wien Med Wochenschr. 2016 Feb;166(1-2):22-7. doi: 10.1007/s10354-015-0417-y. Epub 2016 Jan 14. PMID: 26769298.

[96] 修波. 脊柱裂诊治专家共识 [J]. 中国修复重建外科杂志，2021，35(11): 7.

[97] Castillo J, Castillo H, Brei TJ. Guidelines and scientifically-based spina bifida care: Guidance across the lifespan in a global health context [J]. J Pediatr Rehabil Med, 2020, 13(4): 453-455.

[98] Liu J, Xie J, ll Z, et al. Sex differences in the prevalence of neural tube defects and preventive effects of folic acid (FA) supplementation among five counties in northern China: results from a population-based birth defect surveillance programme[J].BMJ Open, 2018, 8(11): e022565.

[99] 鲍南, 陈若平，靳文，等. 先天性脊柱裂的常见类型及手术对策专家共识 [J]. 中华神经外科杂志, 2016, 32(04): 331-335.

[100] Blount JP, Bowman R, Dias MS, et al. Neurosurgery guidelines for the care of people with spina bifida [J]. J Pediatr Rehabil Med, 2020, 13(4): 467-477.

[101] Bulas D. Fetal evaluation of spine dysraphism [J]. Pediatr Radiol, 2010, 40(6): 1029-1037.

[102] Chan A, Robertson EF, Haan EA, et al. The sensitivity of ultrasound and serum alpha-fetoprotein in population-based antenatal screening for neural tube defects. South Australia 1986-1991 [J]. Br J Obstet Gynaecol, 1995, 102(5): 370-376.

[103] Egloff A, Bulas D. Magnetic Resonance Imaging Evaluation of Fetal Neural Tube Defects [J]. Semin Ultrasound CT MR, 2015, 36(6): 487-500.

[104] 齐翔, 邹哲伟. 先天性脊柱裂的诊断和治疗 [J]. 临床小儿外科杂志, 2019, 18(02): 91-94.

[105] 顾硕. 先天性脊柱裂常见类型及治疗策略思考 [J]. 临床小儿外科杂志, 2019, 18(02): 88-90.

[106] 周天健, 李建军. 脊柱脊髓损伤现代康复与治疗 [M]. 北京: 人民卫生出版社, 2006.

[107] Copp AJ, Adzick NS, Chitty LS, et al. Spina bifida [J]. Nature Reviews Disease Primers, 2015, 15007.

[108] 陈仲强, 刘忠军, 党耕町. 脊柱外科学 [M]. 北京: 人民卫生出版社, 2013.

[109] 胡云洲, 宋跃明, 曾建成. 脊柱肿瘤学 [M]. 北京: 人民卫生出版社, 2015.